Prof. Dr. med. Klaus F. Kopp
Hanne Keller

# Nierenerkrankungen und Dialyse

Prof. Dr. med. Klaus F. Kopp
Hanne Keller

# Nierenerkrankungen
# und Dialyse

Erkennen • Vorbeugen • Behandeln

unter Mitarbeit von
Simone Harland

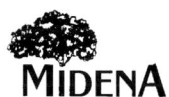

**MIDENA**

Die Deutsche Bibliothek – CIP-Einheitsaufnahme
**Kopp, Klaus F.:**
Nierenerkrankungen und Dialyse : Erkennen – Vorbeugen –
Behandeln / Klaus F. Kopp; Hanne Keller.
– Küttigen/Aarau : Midena, 1996
ISBN 3–310–00187–3
NE: Keller, Hanne

Midena Verlag, CH-5024 Küttigen/Aarau
© Deutsche Ausgabe 1996 Weltbild Verlag GmbH, Augsburg
Alle Rechte vorbehalten

Konzeption und Produktion: Hampp-Verlag, Würzburg/
MediText Dr. Antonic, Stuttgart
Zeichnungen: Dr. Michael und Christiane von Solodkoff;
Mario Esposito; Winfried Bährle
Umschlaggestaltung: Parzhuber & Partner, München
Satz: Bernd Hirschmeier, Aidlingen
Reproduktion: Lithostudio Lenhard, Stuttgart
Druck und Bindung: Print Centrum

Gedruckt auf umweltfreundlich chlorfrei gebleichtem Papier
Printed in the Czech Republic

ISBN 3–310–00187–3

# Vorwort

Wenn Sie zu diesem Buch greifen, wird es vielleicht einen persönlichen Grund dafür geben, warum Sie mehr über die Nieren und Ihre Funktionen erfahren möchten. Wir haben versucht, diesem Anliegen gerecht zu werden, indem wir auf Ihre sicherlich zahlreichen Fragen in verständlicher Form eine Antwort geben.

Im Vergleich zu dem, was die meisten Menschen über andere Organe wie Herz, Lunge oder Leber wissen, sind die Kenntnisse über die Nieren und ihre Aufgaben häufig gering. Und tatsächlich: Die wissenschaftlichen Erkenntnisse über Funktionen und Krankheiten der Nieren sind vergleichsweise jungen Datums, obwohl die Niere bislang das einzige Organ ist, das durch einen technischen Apparat, die sogenannte künstliche Niere, ersetzt werden kann.

In der Medizin hat die Nierentransplantation unter anderem wegen ihres guten Langzeiterfolgs eine einmalige Stellung erreicht. Die raschen Fortschritte, die in der Nierenmedizin gemacht wurden, überschreiten das Maß an Information, das man bei interessierten Laien voraussetzen kann. Dieses Buch verzichtet daher bewußt weitgehend auf fachmedizinische Ausdrücke. Trotzdem haben wir großen Wert auf medizinisch-wissenschaftliche Korrektheit gelegt.

Wir hoffen, mit diesem Ratgeber Informations- und Verständnislücken zu schließen und Ängste und Unsicherheiten zu verringern.

München, im Herbst 1995

Klaus F. Kopp
Hanne Keller

# Inhalt

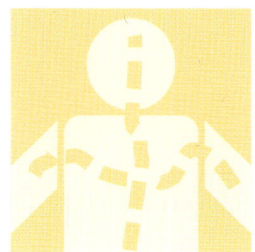

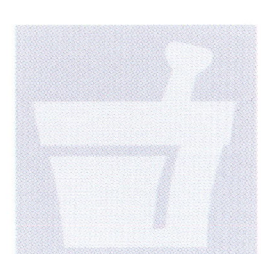

## Vor- und Nachteile der Medikamente 90

## Was kann ich selbst tun? 96

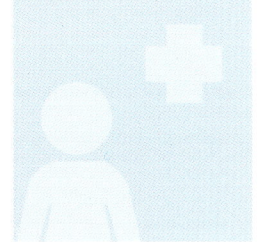

## Anhang 118

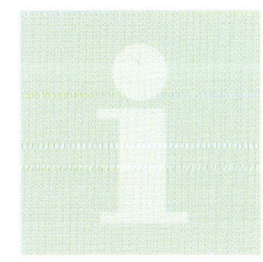

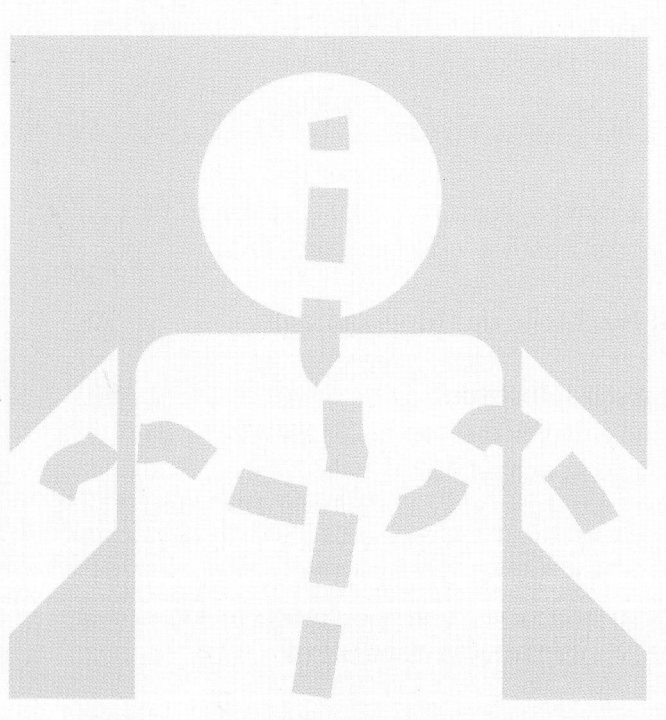

# Wie sind Nieren und Harnwege aufgebaut?

Gehirn, Herz, Lunge, Leber und Nieren sind die wichtigsten Organe des Körpers. Mit ihren unterschiedlichen Funktionen sind sie gemeinsam für die Aufrechterhaltung des Lebens zuständig. Während das Herz mit einer Pumpe verglichen werden kann, die selbst entlegenste Zellen des Organismus mit sauerstoffreichem Blut versorgt, können die Nieren als Klär- und Regenerationsanlage des Körpers bezeichnet werden. Sie filtern die nichtverwendbaren Stoffe aus dem Blut und scheiden sie zusammen mit überflüssigem Wasser als Harn aus.

# Wo liegen die Nieren und wie sehen sie aus?

Ungefähr in Taillenhöhe liegen im hinteren Bauchraum die beiden Nieren. Sie sind rechts und links neben der Wirbelsäule angeordnet. Die rechte Niere steht etwas tiefer als die linke, weil sich über ihr die Leber befindet. Jedes der bohnenförmigen Organe wiegt etwa 150 Gramm und ist zehn bis zwölf Zentimeter lang, ungefähr sechs Zentimeter breit und vier Zentimeter dick. Eine Niere hat also in etwa die Größe einer kleinen Faust. Eingebettet sind die Nieren in einer lockeren Fettschicht, die von einer straffen Kapsel aus Bindegewebe umgeben ist. Innerhalb ihrer Hüllen sind die Nieren recht beweglich. Bei der Atmung verschieben sie sich um wenige Zentimeter nach oben oder nach unten. Die Fettschicht schützt die Nieren bei Erschütterungen, die unteren Rippen des Brustkorbs bewahren sie vor Schlägen und Druck von außen.

*Die Lage von Nieren, Harnwegen und -organen beim Mann: hier als Schemazeichnung von vorn dargestellt.*

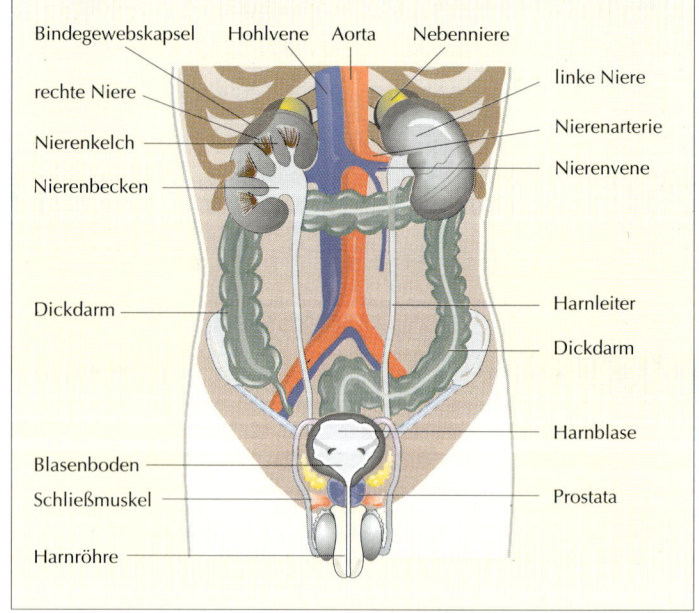

Bindegewebskapsel   Hohlvene   Aorta   Nebenniere

rechte Niere

Nierenkelch

Nierenbecken

Dickdarm

Blasenboden

Schließmuskel

Harnröhre

linke Niere

Nierenarterie

Nierenvene

Harnleiter

Dickdarm

Harnblase

Prostata

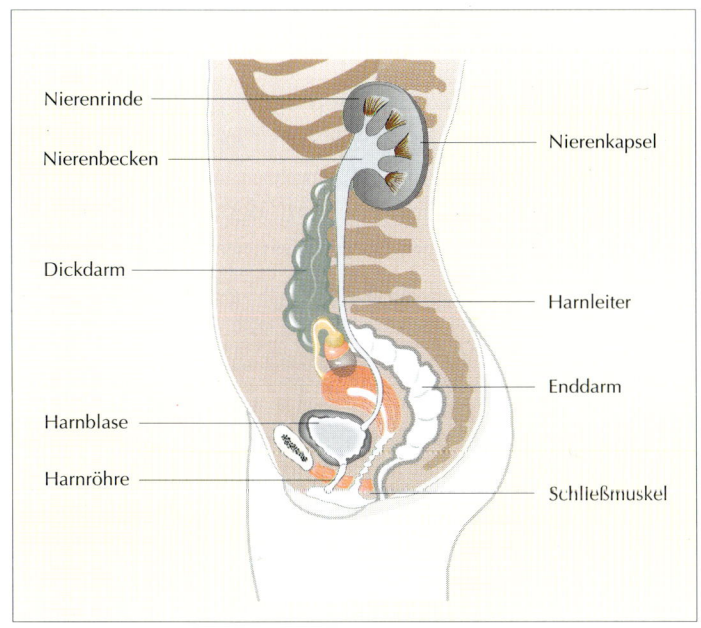

Nierenrinde

Nierenbecken

Dickdarm

Harnblase

Harnröhre

Nierenkapsel

Harnleiter

Enddarm

Schließmuskel

*Bei der schematischen Darstellung von Nieren und Harnorganen der Frau ist deutlich die geringere Länge der Harnröhre im Vergleich zum Mann zu erkennen. Bakterien haben einen kürzeren Weg zur Blase und können daher auch schneller zu den Nieren gelangen.*

## Wie wird die Niere mit Blut versorgt?

Zur Körpermitte hin, der Wirbelsäule zugewandt, besitzt jede Niere eine Einkerbung, die Nierenwurzel. Der medizinische Fachbegriff für diese Kerbe lautet Nierenhilus. An dieser Stelle treten Blut- und Lymphgefäße sowie die Nerven in die Niere ein und wieder aus. Über die Nierenarterie, die von der Hauptschlagader, der Aorta, abzweigt, werden die Nieren mit sauerstoffreichem Blut versorgt. Im Blut sind zugleich die Stoffe enthalten, die von den Nieren gefiltert und ausgeschieden werden sollen. Nach der Nierenpassage ist das Blut gereinigt und enthält im Gegensatz zu anderen Organen noch relativ viel Sauerstoff. Es fließt durch die Nierenvene in die untere Hohlvene. Von dort wird das Blut zum Herzen zurückgeleitet und danach in die Lungen gepumpt, um dann voll mit Sauerstoff vom Herzen erneut in den Kreislauf geleitet zu werden.

**Pro Minute fließen etwa 1,2 Liter Blut durch die Nieren.**

11

# Wie sind die Nieren im einzelnen beschaffen?

Bei einem Längsschnitt durch eine Niere erkennt man von außen nach innen zuerst die zwischen fünf und sieben Millimeter dicke, hellrote Nierenrinde. Daran schließt sich das Nierenmark an. Im Zentrum des Organs befindet sich ein trichterförmiger Hohlraum, das Nierenbecken, das in den Harnleiter übergeht. Der Harnleiter tritt am Nierenhilus aus und verläuft nach unten zur Harnblase.

Das Nierenmark gliedert sich in etwa zehn bis fünfzehn Kegel, deren Spitzen in das Nierenbecken münden. Diese Spitzen werden als Papillen bezeichnet, aus deren zahlreichen kleinen Öffnungen der Urin in das Nierenbecken tropft. Die Papillen werden von kelchförmigen Ausstülpungen des Nierenbeckens umschlossen, in denen der aus den Papillen austretende Urin aufgefangen wird.

*Schemazeichnung der linken Niere des Menschen im Längsschnitt*

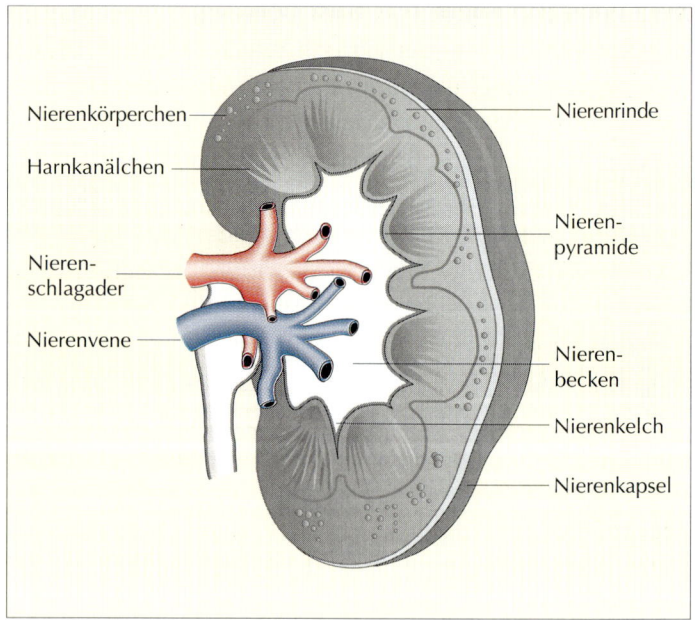

Nierenkörperchen

Harnkanälchen

Nierenschlagader

Nierenvene

Nierenrinde

Nierenpyramide

Nierenbecken

Nierenkelch

Nierenkapsel

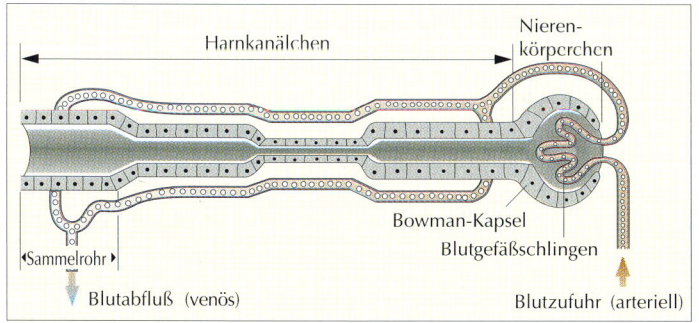

*Schematisierter Aufbau eines Nephrons mit Nierenkörperchen und Harnkanälchensystem*

## Was ist ein Nephron?

Die kleinste Arbeitseinheit der Niere wird als Nephron bezeichnet. Ein Nephron besteht aus einem Nierenkörperchen und einem vielfach gewundenen Harnkanälchensystem. Im Nephron wird das Blut filtriert.

Die Nierenarterie verzweigt sich in der Niere immer weiter bis zu kleinsten Blutgefäßen in der Nierenrinde. Sie bilden dort viele winzige Blutgefäßknäuel mit je einem zu- und einem abführenden Blutgefäß. Eines dieser Knäuel wird als Glomerulum bezeichnet. Umschlossen ist es von der sogenannten Bowman-Kapsel. Kapsel und Glomerulum bilden das Nierenkörperchen.

Von dem Blutgefäßknäuel gehen lange Kanälchen (Nierentubuli) ab, die von Blut- und Lymphgefäßen begleitet werden. Jeweils mehrere Kanälchen münden in ein Sammelrohr, das den Harn durch die Papillen ins Nierenbecken leitet.

Das Gewebe beider Nieren setzt sich aus etwa 1,5 Millionen dieser Nephrone zusammen. Erst mit Erfindung des Mikroskops war es möglich, diese kleinsten Arbeitseinheiten der Niere zu untersuchen und zu verstehen, wie die Urinbildung abläuft. Die Glomeruli in der Nierenrinde sind mit bloßem Auge als rote Punktchen erkennbar. Das Nierenmark wird vorwiegend vom Harnkanälchensystem mit den Blut- und Lymphgefäßen gebildet.

**Die Nephrone haben die Aufgabe, den Urin zu bilden.**

13

# Wie arbeiten Harnleiter, Harnblase und Harnröhre?

Das Nierenbecken, das in den Harnleiter übergeht, besteht aus Bindegewebe und ist mit Schleimhaut ausgekleidet. Es faßt etwa 30 Milliliter Harn. Um den Urin in den Harnleiter zu transportieren, zieht sich das Nierenbecken zusammen. Bei jeder Kontraktion laufen ungefähr fünf Milliliter Harn in den Harnleiter.

### Wie sehen die Harnleiter aus?

**Funktioniert der Verschlußmechanismus des Harnleiters in der Blase nicht, kommt es zum Rückfluß von Urin. Die Folge können chronische Infektionen der Nieren sein.**

Falls Ihr Arzt den Begriff Ureter verwenden sollte: Dies ist die medizinische Bezeichnung für die Harnleiter. Die Harnleiter sind dünne Muskelschläuche, die innen von einer Schleimhaut bedeckt sind. Sie sind 25 bis 30 Zentimeter lang und transportieren den Harn durch eine Wellenbewegung der ringförmigen Muskulatur zur Harnblase. Sogar im Kopfstand funktioniert dieser Mechanismus!

Der Harnleiter tritt schräg seitlich in die Blase ein und verläuft noch ein Stück innerhalb der Blasenwand, bevor er in den Hohlraum mündet. Dieser Verlauf schützt vor einem Rückfluß des Urins zur Niere, da das zwischen der Blasenmuskulatur liegende Stück des Harnleiters bei zunehmender Blasenfüllung zugedrückt wird.

Es gibt drei Stellen im Harnleiter, an denen der Muskelschlauch enger als sonst ist: an der Mündung des Nierenbeckens in den Harnleiter, beim Kreuzen der Beckenblutgefäße und am Eintrittspunkt in die Harnblase. In den Engpässen bleiben bevorzugt Nierensteine hängen, die schlimme Koliken auslösen können.

### Wie ist die Harnblase aufgebaut?

Die Harnblase liegt direkt hinter dem Schambein, bei der Frau vor Scheide und Gebärmutter, beim Mann vor dem Enddarm. Sie ist ein Hohlorgan, das aus Muskelfasern besteht.

Sie hat ein Fassungsvermögen von 300 Milliliter Urin beim Mann und von 500 Millilitern bei der Frau.

Am Blasenausgang befindet sich der ringförmige Schließmuskel. Er ist dafür zuständig, daß der Harn nicht unwillkürlich abgeht, und kann willentlich gesteuert werden, während auf die eigentliche Harnblasenmuskulatur kein Einfluß genommen werden kann. Bei der Blasenentleerung zieht sich die Blasenmuskulatur zusammen, der Schließmuskel entspannt sich und erschlafft.

## Wo liegt die Harnröhre?

Die Harnröhre ist von der Blase durch den Schließmuskel getrennt. Sie dient dazu, den Urin nach außen abzuleiten. Bei der Frau beträgt ihre Länge nur etwa drei bis fünf Zentimeter. Sie mündet in den oberen Scheidenvorhof. Die Harnröhre des Mannes hingegen ist ungefähr 25 Zentimeter lang. Abgehend von der Harnblase verläuft sie durch die Vorsteherdrüse oder Prostata, in der die Samenleiter in die Harnröhre münden. Danach tritt die Harnröhre in das männliche Geschlechtsorgan, den Penis, ein. Die Harnröhre wird mit ihrem medizinischen Fachbegriff auch als Urethra bezeichnet.

Die häufigsten Krankheiten der Harnwege sind Infektionen, bei denen Krankheitserreger über die Harnröhre in Blase und Harnleiter sowie schließlich in die Nieren aufsteigen können. Unter Harnwegsinfektionen wie Blasenentzündung leiden Frauen wesentlich häufiger als Männer. Vermutlich liegt das daran, daß die Harnröhrenöffnung der Frau relativ nahe an Scheide und After liegt, so daß dort angesiedelte Bakterien auf kurzem Weg übertragen werden können. Auch der erhebliche Längenunterschied zwischen weiblicher und männlicher Harnröhre begünstigt das Aufsteigen von Bakterien zu Blase und Nieren.

**Der Schließmuskel der Blase erfüllt die wichtige Funktion, die Blase selbst dann geschlossen zu halten, wenn sie prall gefüllt ist.**

# Welche Funktionen haben die Nieren?

Die Nieren tragen die Verantwortung für einige komplizierte Stoffwechselvorgänge oder aber für deren Steuerung. Sie sind durch die Kontrolle der Salz- und Wasserausscheidung für die Regulation des Wasserhaushalts zuständig. Durch die Ausscheidung verschiedener Stoffe steuern sie den Säure-Basen-Haushalt des Körpers und halten damit den pH-Wert des Blutes konstant. Weiterhin produzieren die Nieren Hormone, darunter Erythropoetin und Renin, sowie das Vitamin D. Erythropoetin fördert den Aufbau der roten Blutkörperchen im Knochenmark. Renin trägt zur Regulierung des Blutdrucks bei, und Vitamin D hilft beim Aufbau der Knochen.

*Die Nieren sind für zahlreiche lebenswichtige Abläufe im Körper zuständig.*

Damit wird klar, daß eine Nierenerkrankung nicht nur Auswirkung auf die Ausscheidung von Giftstoffen hat, sondern auch zu Bluthochdruck, Wasseransammlungen im Gewebe oder Knochenbrüchen führen kann.

## Wie regulieren die Nieren den Säure-Basen-Haushalt?

Mit dem sogenannten pH-Wert wird der Säuregrad einer Flüssigkeit angegeben. Ein pH-Wert von 1 bis 6,9 bedeutet sauer. Der Urin eines gesunden Menschen ist immer sauer; ein pH-Wert zwischen 4,5 und 6,5 gilt als

*Die Nieren haben vier hauptsächliche Aufgaben zu erfüllen.*

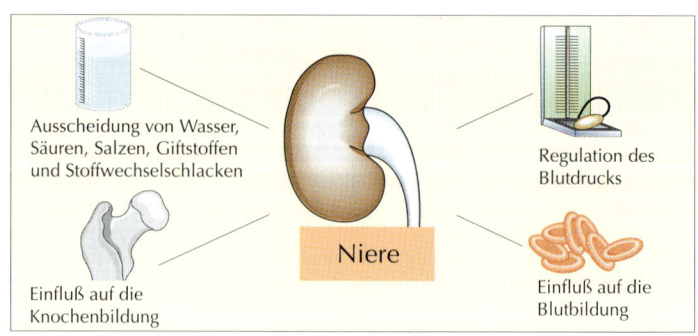

Ausscheidung von Wasser, Säuren, Salzen, Giftstoffen und Stoffwechselschlacken

Regulation des Blutdrucks

Niere

Einfluß auf die Knochenbildung

Einfluß auf die Blutbildung

normal. Kranke Nieren schaffen es nicht, mit dem Urin ausreichend viel Säuren auszuscheiden. Eine Übersäuerung des Organismus, die renale Azidose, ist die Folge.

Die Nieren scheiden nicht nur Säuren aus, sie versorgen das Blut auch mit einem Stoff, der Säuren im Blut neutralisiert. Neutralisierungssubstanzen werden als Puffer bezeichnet und halten im Blut einen gleichmäßigen pH-Wert von 7,45 aufrecht. Liegt dieser Wert längere Zeit über 7,8 oder unter 6,9, besteht akute Lebensgefahr. Der von der Niere bei der Harnbereitung ins Blut zurückgeleitete Puffer heißt Natriumbikarbonat.

## Wie beeinflußt die Niere den Organismus durch Hormone?

In den Nieren wird das Hormon Renin hergestellt. Salz- oder Blutvolumenmangel sowie ein Blutdruckabfall regen die Produktion von Renin in den Nieren an. Renin wandelt eine Substanz, die in der Leber gebildet wird, in das Hormon Angiotensin II um, das die kleinsten Arterien verengt. Dadurch steigt der Blutdruck.

Renin regt aber auch zusätzlich die Bildung des Hormons Aldosteron in den Nebennieren an. Aldosteron trägt dazu bei, daß Salz und Wasser von den Nieren vermehrt ans Blut zurückgegeben wird. Bei Normalisierung des Wasser- und Salzhaushalts wird die Produktion von Renin verringert. Bei Nierenerkrankungen ist diese Hormonkette häufig gestört. Hoher Blutdruck ist die Folge.

Auch die Produktion des Hormons Erythropoetin, das die Bildung der roten Blutkörperchen fördert, kann bei Nierenkrankheiten negativ beeinflußt werden. Störungen können Blutarmut (Anämie) hervorrufen.

In den Nieren werden außerdem Stoffe hergestellt, die Vitamin D erst in seine für den Knochenbau wirksame Form umwandeln.

**Erkrankungen der Niere gehen häufig mit hohem Blutdruck, der sogenannten Hypertonie, einher.**

# Wie bilden die Nieren den Urin und regulieren den Wasserhaushalt?

Wie Sie wissen, zirkuliert das Blut ständig im menschlichen Körper. Die Nieren werden daher am Tag von ungefähr 1700 Liter Blut durchströmt. Aus dem Blut filtern die Glomeruli beider Nieren täglich etwa 180 Liter sogenannten Primär- beziehungsweise Erstharn. Das sind pro Minute zwischen 100 und 120 Milliliter dieser wäßrigen Flüssigkeit. Der Primärharn sammelt sich in der Bowman-Kapsel, die das Glomerulum umgibt, und durchströmt anschließend das Harnkanälchensystem.

Jetzt fragen Sie sich wahrscheinlich, wie aus einer solchen Menge Primärharn die ein bis zwei Liter Urin entstehen, die ein Mensch je nach Trinkmenge am Tag ausscheidet. Ganz einfach: Beim Durchlaufen des Harnkanälchensystems geben die Nieren 99 Prozent der Flüssigkeit an das Blut zurück. Darin sind auch die so wichtigen Mineralstoffe, Vitamine, Aminosäuren und Zucker enthalten. Gleichzeitig filtern die Harnkanälchen die Stoffwechselprodukte wie Harnstoff oder -säure sowie etwas Flüssigkeit aus dem Blut heraus. Diesen Rest bezeichnet man als Urin oder Harn. Der Urin läuft durch die Harnkanälchen zu den Papillen, die ihn in die Kelche des Nierenbeckens abgeben. Von dort fließt er in den Harnleiter.

*Die Filtration des Blutes durch die Nieren kann man sich in etwa wie eine sanitäre Installation vorstellen.*

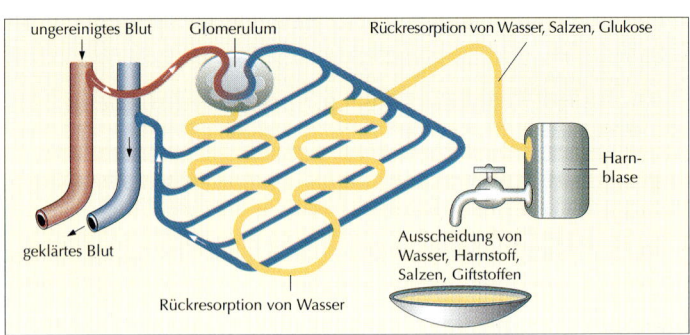

ungereinigtes Blut  Glomerulum  Rückresorption von Wasser, Salzen, Glukose

Harn-blase

geklärtes Blut

Ausscheidung von Wasser, Harnstoff, Salzen, Giftstoffen

Rückresorption von Wasser

18

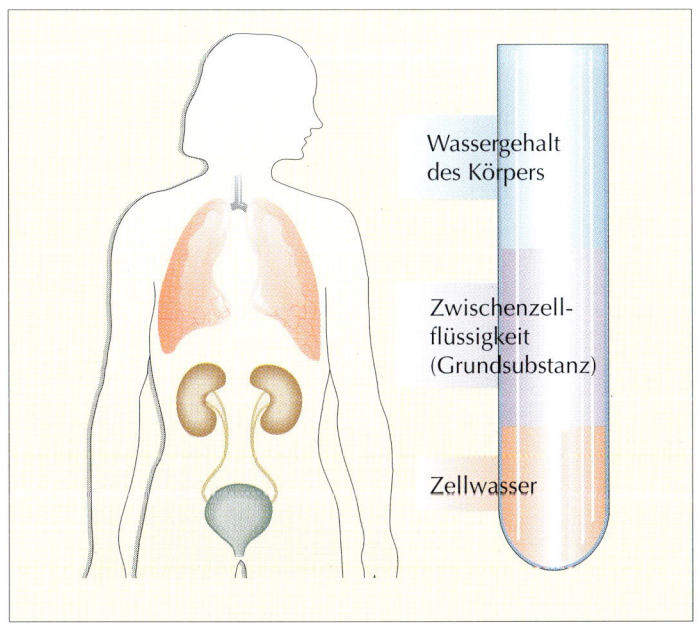

Wassergehalt
des Körpers

Zwischenzell-
flüssigkeit
(Grundsubstanz)

Zellwasser

*Mit Nahrung und Getränken nimmt ein Mensch am Tag etwa 2,5 Liter Wasser zu sich. Damit der Wasserhaushalt im Gleichgewicht bleibt, gehen je ungefähr 0,5 Liter Flüssigkeit über Atmung und Schweißabsonderung verloren. Etwa 1,5 Liter werden mit dem Urin ausgeschieden.*

## Wie steuern die Nieren die Abgabe von Flüssigkeit?

Wie Sie vielleicht wissen, besteht der menschliche Körper zum großen Teil aus Wasser. Bei der Frau hat das Wasser einen Anteil von etwa 50 Prozent am Organismus, beim Mann 60 Prozent und beim Säugling 75 Prozent. Die Nieren regulieren durch die Urinausscheidung exakt die Flüssigkeitsmenge, die der Organismus benötigt.

Sensoren im Gehirn, im Herzen, in den Blutgefäßen und den Nieren prüfen, ob der Körper über zuwenig, zuviel oder über eine ausreichende Menge an Flüssigkeit verfügt. Nimmt der Mensch übermäßig viel Flüssigkeit zu sich, reagiert die gesunde Niere schnell. Es kommt zu einer vermehrten Urinausscheidung. Bei Wassermangel werden die Stoffwechselprodukte in einer geringen Menge Flüssigkeit so stark konzentriert, daß die Urinfarbe dunkler wird.

**Stellen Sie fest, daß Ihr Harn sehr dunkel ist, sollten Sie möglichst bald etwas trinken. Sie leiden dann unter Flüssigkeitsmangel.**

# Wie entsteht
# meine Krankheit?

Im Frühstadium sind Nierenerkrankungen
in der Regel recht unauffällig. Schmerzen
werden oft als Anzeichen für andere Krankheiten mißdeutet. Nicht selten sind es
Laboruntersuchungen, die eine fortgeschrittene Nierenerkrankung aufdecken. Sie sollten sich darüber im klaren sein, daß eine
unentdeckte Nierenerkrankung immer
schwerwiegende Folgen haben kann. Im
folgenden wollen wir Ihnen Nierenerkrankungen, ihre Symptome und Ursachen vorstellen.

# Ist eine Nieren-
# erkrankung am Urin
# zu erkennen?

Gesunde Nieren produzieren pro Tag etwa 1,5 Liter Urin. Bei großer Hitze oder extremer Trockenheit sondert die Haut über das Schwitzen mehr Flüssigkeit als sonst ab. In diesem Fall sollten Sie eine größere Menge als üblich trinken, damit ausreichend Urin produziert werden kann.

Die Farbe des normalen Urins schwankt je nach Konzentration der ausgeschiedenen Stoffe zwischen Hell- und Goldgelb bis Klar. Der gesunde Mensch läßt durchschnittlich fünf- bis sechsmal am Tag und einmal in der Nacht Wasser. Ausnahmen hiervon gelten bei starker Flüssigkeitsaufnahme oder bei längerem Dursten.

## Was bedeuten farbliche Veränderungen des Urins?

Bevor Sie bei Verfärbung des Urins an eine Erkrankung denken, sollten Sie überlegen, was Sie zuvor zu sich genommen haben. Vor allem rote Bete, Heidelbeeren und Rhabarber färben den Urin rötlich. Auch bestimmte Medikamente geben ihm eine andere Farbe. Bei zu geringer Flüssigkeitsaufnahme ist der Urin konzentrierter und weist eine dunklere Farbe auf.

Ist dies alles aber nicht der Fall, sollten Sie einen Arzt aufsuchen. Vor allem eine braunrote Verfärbung kann auf Blut im Urin hindeuten, und das ist immer ein alarmierendes Zeichen! – Ihr Arzt muß dann feststellen, woher das Blut stammt. Der Blutverlust kann zum Beispiel durch Entzündungen von Nieren, Harnleiter, Harnblase oder Harnröhre hervorgerufen werden. Blut im Harn kann aber auch auf Nierensteine oder im schlimmsten Fall auf eine Krebsgeschwulst hindeuten.

Auch wenn der Urin stark schäumt, sollten Sie Ihren Arzt aufsuchen. Auffällige Schaumbildung deutet darauf

**Bei Veränderungen des Urins können Sie in Ihrer Apotheke einfache Teststreifen kaufen, die Ihnen beispielsweise anzeigen, ob Blut und Eiweiß im Harn enthalten sind. Einen Arztbesuch sollten Sie dennoch nicht aufschieben.**

hin, daß die Nieren größere Mengen Eiweiß ausscheiden, was normalerweise nicht der Fall ist. Enthält der Urin mehr als drei Gramm Eiweiß pro Liter, kann eine entzündliche Schädigung der Nieren vorliegen. Bei schweren Harnwegsinfektionen nimmt der Urin zudem einen strengen, unangenehmen Geruch an, der von den Zerfallsprodukten der Bakterien herrührt.

**Ein ungewöhnlicher Geruch des Urins kann auch nach dem Verzehr bestimmter Nahrungsmittel wie Spargel auftreten.**

## Was für Auffälligkeiten beim Wasserlassen gibt es?

Häufiges Wasserlassen während der Nacht (Nykturie) kann auf eine fortgeschrittene Nierenerkrankung hindeuten. Die Nieren verteilen den Urin, den sie tagsüber nicht ausscheiden konnten, auf die Nacht.

Brennen und Schmerzen beim Wasserlassen werden häufig durch Entzündungen von Blase und Harnleiter verursacht. Auch vermehrter Harndrang mit nur geringer Urinausscheidung deutet auf eine Infektion hin.

Häufiges Wasserlassen bedarf besonders bei Kindern einer genauen ärztlichen Untersuchung, vor allem dann, wenn das Kind Bettnässer ist. Bei Männern mittleren Alters kann eine Erkrankung der Prostata vorliegen, wenn ein verstärkter Harndrang auftritt.

---

### Checkliste für Urinveränderungen bei Nierenerkrankungen

◆ Braunrote Verfärbung des Urins
◆ Auffälliger, unangenehmer Geruch des Urins
◆ Stark schäumender Urin
◆ Häufiger, auch schmerzhafter Harndrang mit nur geringer Urinausscheidung
◆ Brennen und Schmerzen beim Wasserlassen
◆ Häufiges Wasserlassen während der Nacht

---

# Welche anderen Anzeichen für eine Nierenerkrankung gibt es?

Beschwerden im Bereich der Wirbelsäule, Kreuz- oder Flankenschmerzen können von Nierenerkrankungen herrühren. Leider denken die meisten Menschen bei diesen Symptomen eher an andere Krankheiten, so daß Nierenschäden häufig erst spät festgestellt werden.

Wassereinlagerungen unter der Haut, die sogenannten Ödeme, sind ebenfalls oft Symptom für eine Nierenerkrankung. Meist sammelt sich das Wasser in Knöcheln und Unterschenkeln. Auch morgendliche Schwellungen der Augenlider sowie ein aufgedunsenes Gesicht und unerklärliche Gewichtszunahme können auf Probleme mit den Nieren hindeuten. Die kranken Nieren schaffen es nicht länger, den Wasser- und Salzhaushalt des Körpers normal zu regulieren. Es wird vermehrt Wasser und Salz im Körper zurückbehalten.

## Warum steigt der Blutdruck bei Nierenerkrankungen?

**Nierenerkrankungen führen fast immer zu erhöhtem Blutdruck.**

Der Blutdruck wird in Millimeter Quecksilber (mmHg) gemessen. Der höhere erste Wert wird als systolischer Blutdruck, der zweite niedrige als diastolischer Blutdruck bezeichnet. Der systolische Wert zeigt die Druckwelle an, die durch das Zusammenziehen des Herzmuskels entsteht. Die nachfolgende Erschlaffung des Herzmuskels läßt den Blutdruck in den Gefäßen sinken und wird als Diastole bezeichnet.

Der Blutdruck eines gesunden Erwachsenen beträgt 120/80 mmHg. Der Blutdruck ist noch als normal zu bezeichnen, wenn der obere Wert 140 mmHg und der untere Wert 90 mmHg nicht überschreitet. Sind die Blutgefäße verengt und haben an Elastizität verloren, steigt der diastolische Blutdruck.

Bei Nierenerkrankungen steigt der Blutdruck einerseits, weil die Wassereinlagerungen das Blutvolumen im Körper vermehren. Das Blut muß deshalb mit einem viel höheren Druck durch die Gefäße gepreßt werden. Andererseits bewirken kreislaufwirksame Hormone der Niere die Verengung der Blutgefäße, was einen Anstieg des diastolischen Blutdrucks bedingt.

## Welche Symptome liegen bei chronischen Erkrankungen vor?

Fühlen Sie sich schlapp, erbringen Sie nicht mehr die Leistung, die für Sie normal ist, leiden Sie unter Appetitlosigkeit? Dies alles können – müssen aber nicht – Anzeichen für eine fortgeschrittene, eine sogenannte chronische Nierenerkrankung sein. Ein allgemeines Krankheitsgefühl stellt sich ein, weil die Nieren ihre vielfältigen Aufgaben nicht mehr voll bewältigen können. Appetitlosigkeit tritt auf, weil bei Erkrankungen der Nieren einerseits die Produktion von Magensäure erhöht, andererseits aber die Herstellung von Verdauungssäften verringert wird. Unter Umständen können diese Störungen Magen- und Zwölffingerdarmgeschwüre hervorrufen. Die Geschwüre verursachen in manchen Fällen lebensbedrohende Blutungen im Magen- und Darmtrakt.

Auch fahlgelbe und trockene Haut kann ein äußeres Merkmal für chronische Nierenkrankheiten sein. Stoffwechselprodukte und Farbstoffe, die normalerweise mit dem Harn ausgeschieden werden, lagern sich in der Haut ein, geben ihr ein pergamentartiges Aussehen und verursachen die ungesund wirkende Einfärbung. Außerdem ist der Hautstoffwechsel gestört. Die Haut trocknet aus und regeneriert sich langsamer als normale Haut.

All diese Symptome können auch andere Krankheitsursachen haben. Eine Laboruntersuchung von Blut und Urin sollte daher durchgeführt werden.

**Bei unerklärlichem Leistungsabfall, Appetitlosigkeit sowie krankhafter Hautfarbe sollten Sie einen Arzt aufsuchen, um eine Nierenerkrankung als Ursache auszuschließen.**

### Warum kommt es zu einem erhöhten Knochenbruchrisiko?

Wie Sie bereits wissen, erfüllen die Nieren auch eine wichtige Aufgabe beim Knochenstoffwechsel. Sie bilden das Vitamin-D-Hormon, das für Knochenfestigkeit und Elastizität der Knochengrundsubstanz verantwortlich ist. Bei chronischen Nierenerkrankungen stellen die Nieren nur noch eine geringe Menge Vitamin-D-Hormon her. Das bewirkt eine Verringerung der Aufnahme von Mineralstoffen durch den Darm. Der Mineralstoffgehalt im Körper wird reduziert. Dies ist vor allem für die Knochen gefährlich, die zum großen Teil aus dem Mineral Kalzium bestehen. Wird den Knochen nicht eine ausreichende Menge Kalzium zugeführt, verringert sich die Knochensubstanz.

### Wie entsteht bei Nierenerkrankungen Blutarmut?

Blutarmut (Anämie) kann ebenfalls ein Zeichen für eine chronische Nierenkrankheit sein. Sie äußert sich vor allem durch Müdigkeit, Leistungsminderung und blasse Hautfarbe. Bei fortgeschrittenen Nierenschädigungen läßt die Bildung des Hormons Erythropoetin durch die Nieren nach. Wie Sie schon erfahren haben, ist Erythropoetin für die Bildung der roten Blutkörperchen, der Erythrozyten, zuständig.

Bei reduzierter Produktion des Hormons sinkt die Zahl der roten Blutkörperchen, die normalerweise zwischen vier und fünf Millionen pro Milliliter Blut beträgt. Dies verursacht die sogenannte Blutarmut.

### Wie können kranke Nieren das Sexualleben beeinflussen?

Potenzstörungen und ein Abflauen der sexuellen Lust können ebenfalls im Zusammenhang mit chronischen

Nierenerkrankungen auftreten. Die Anhäufung von Stoffen im Körper, die eigentlich ausgeschieden werden müßten und als harnpflichtige Substanzen bezeichnet werden, beeinträchtigt die Hormondrüsen in ihrer Arbeit. Gestört wird die Hormonausschüttung der Hirnanhangdrüse, der Eierstöcke und der Hoden. Dadurch kann es zu einem Mangel an Sexualhormonen kommen. Als Folge bleibt bei Frauen der Eisprung und die monatliche Regelblutung aus. Männer haben Probleme mit ihrer Potenz und dem Samenerguß. Letztlich kann die Störung sogar zu Zeugungsunfähigkeit führen.

Wie genau die Hormonproduktion durch die Nierenerkrankung gestört wird, ist noch nicht zufriedenstellend geklärt. Auch die Verabreichung von Hormonen beseitigt die Störungen der Libido nicht in jedem Fall.

Sie sollten wissen, daß auch Medikamente wie Betablocker, die bei Bluthochdruck verabreicht werden und unter Umständen unentbehrlich sind, zu Störungen des Sexuallebens führen können.

**Chronisch kranke Nieren äußern sich in vielfältiger Weise. Neben hohem Blutdruck kann es beispielsweise zu Störungen der sexuellen Funktionen kommen.**

## Anzeichen für Nierenkrankheiten

◆ Wassereinlagerungen unter der Haut
◆ Aufgequollenes Gesicht
◆ Unerklärliche Gewichtszunahme
◆ Bluthochdruck
◆ Ziehende Schmerzen im Unterleib, die bis in den Rücken ausstrahlen können
◆ Leistungsminderung und Müdigkeit
◆ Appetitlosigkeit
◆ Störungen des Magen- und Darmtrakts
◆ Fahle, unreine und trockene Haut
◆ Erhöhte Gefahr von Knochenbrüchen
◆ Blutarmut
◆ Störungen des Sexuallebens

27

# Was ist unter Nierenkolik und akutem Nierenversagen zu verstehen?

Weder die Nierenkolik noch das akute Nierenversagen sind Krankheiten. Eine Kolik ist ein Anzeichen für das Abgehen eines Nierensteins. Das akute Nierenversagen ist ein rasch eintretender völliger Ausfall der Nieren.

### Wie äußert sich die Nierenkolik?

Die Nierenkolik tritt als besonders heftiger, krampfartiger und wellenförmig verlaufender Schmerz auf. Die Schmerzen strahlen je nach Lage des Steins auf andere Bereiche des Körpers aus. Kleinere Steine, die sich noch in der Niere befinden, rufen krampfartige Schmerzen im Flankenbereich hervor. Gehen Steine in den Harnleiter ab, können sie Schmerzen hervorrufen, die bis in den

*Bei einer Nierenkolik können die Schmerzen bis zu den Punkten ausstrahlen, wie sie auf dieser Vorder- und Rückenansicht des menschlichen Körpers dargestellt sind.*

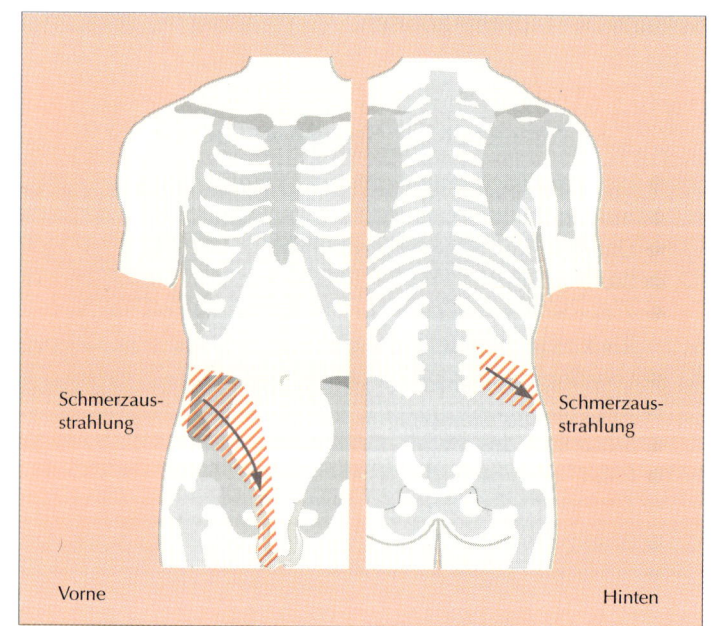

Schmerzaus-
strahlung

Schmerzaus-
strahlung

Vorne

Hinten

Unterbauch reichen. Während der Kolik findet der Betroffene meist keine bequeme Stellung. Er kann weder stehen noch liegen oder sitzen, ohne daß er sich vor Schmerzen krümmt. Zu den häufigsten Symptomen zählt zudem Brechreiz. Die Darmtätigkeit kann reduziert sein, so daß es zur Windverhaltung kommt.

## Was geschieht beim akuten Nierenversagen?

Beim akuten Nierenversagen fallen die Funktionen der Nieren innerhalb weniger Stunden oder Tage aus. Oft gelingt es jedoch, den Totalausfall wieder zu beheben.

Ein Ereignis, das den Körper stark schädigt, stellt meist die Ursache für das akute Nierenversagen dar. Es kann sich dabei um Vergiftungen durch Pilze, Frost- oder Pflanzenschutzmittel, um Verbrennungen sowie um lang andauernde chirurgische Eingriffe handeln. Auch nach einem Unfall kann es zum Zusammenbruch der Nierenfunktion kommen. Das akute Nierenversagen ist zudem die gefürchtetste Komplikation des Schocks. Seltener tritt der Nierenausfall auch im Rahmen schwerer, zuvor bereits bestehender Nierenerkrankungen auf.

Typisch für das akute Nierenversagen ist die Verminderung des ausgeschiedenen Urins bis auf wenige Milliliter täglich. Gleichzeitig steigt die Konzentration der harnpflichtigen Substanzen wie Kreatinin und Harnstoff im Körper stark an, so daß es zu langsamen Vergiftungserscheinungen wie Übelkeit, Erbrechen, Benommenheit sowie einer Neigung zu Muskelkrämpfen kommt. Die zunehmende Vergiftung kann lebensbedrohlich werden. Auch eine Kaliumausscheidung durch die Nieren ist nicht möglich, so daß erhöhte Blutkaliumwerte die Folge sind. Dies kann zu Herzkammerflimmern mit anschließendem Herzversagen führen.

Beim akuten Nierenversagen ist der rechtzeitige Einsatz des Dialysegeräts lebensrettend.

**Zur Regeneration des Nierengewebes beim akuten Nierenversagen kann eine spezielle Diät beitragen.**

## Wie entsteht eine Glomerulonephritis?

Eine Glomerulonephritis ist eine Entzündung, die vorwiegend die Nierenkörperchen, die Glomeruli, beider Nieren befällt. Sie kann entweder gleichmäßig alle Glomeruli befallen – dann wird sie als diffus bezeichnet – oder aber nur einzelne Nierenkörperchen. In diesem Fall wird die Krankheit herdförmige Glomerulonephritis genannt. Ärzte unterscheiden zudem noch zwischen der akuten und der chronischen Glomerulonephritis.

Der Glomerulonephritis gehen meistens schwere Entzündungen an anderen Körperstellen voraus. Diese Entzündungen werden von bestimmten Erregern, den Streptokokken, ausgelöst. Zu den Infektionen gehören beispielsweise Mandelentzündungen. Um die Erreger wirkungsvoll zu bekämpfen, bildet das Immunsystem spezielle Antikörper. Diese Antikörper können im Organismus aber auch gegenteilige Reaktionen hervorrufen. Zum Beispiel können sie ebenfalls schwere Entzündungen auslösen, wenn sie sich in einem Nierenkörperchen ablagern. Dann nämlich entsteht eine Glomerulonephritis.

**Eine Entzündung der Nierenkörperchen tritt fast immer als Folge von anderen Erkrankungen auf.**

### Welche Symptome zeigt die akute Glomerulonephritis?

Nach der scheinbaren Genesung von einer Infektion kommt es erneut zu Fieber. Im Gesicht, vorzugsweise an den Augenlidern, treten Wasseransammlungen auf. Weitere Symptome sind Herzschmerzen, Atembeschwerden, hoher Blutdruck und geringe Urinausscheidung. Im Urin sind rote Blutkörperchen und Eiweiß zu finden.

Gefährliche Komplikationen der akuten Glomerulonephritis sind Lungenödeme, Herzversagen, Hirnödeme sowie Sehstörungen, die zur vorübergehenden Erblindung führen können. Behandelt wird die Krankheit mit Antibiotika gegen Streptokokkeninfektionen. In jedem

Fall muß der Patient sich an strenge Bettruhe halten. Er darf nur eine bestimmte Menge Flüssigkeit, Salz und Eiweiß zu sich nehmen. Eine Heilung kann innerhalb von zwei Wochen, aber auch erst nach zwei Jahren eintreten. Bei manchen Patienten geht die akute Form der Glomerulonephritis in eine chronische über.

Jetzt fragen Sie sich bestimmt, wie wahrscheinlich es ist, an akuter Glomerulonephritis zu erkranken. Die meisten Fälle treten im Kindes- und Jugendalter ein. Bei Personen, die älter als 30 Jahre sind, ist die Krankheit dagegen sehr selten.

## Wie äußert sich die chronische Glomerulonephritis?

Die chronische Form der Nierenkörperchenentzündung ist oft Folge der akuten Erkrankung. Leider wird die chronische Glomerulonephritis in der Regel nur zufällig und daher recht spät entdeckt. Häufig treten nur geringe, manchmal gar keine Beschwerden auf. Im Urin sind Eiweiß und rote Blutkörperchen zu finden, der Blutdruck steigt an. Die Krankheit mündet jedoch in der Vergiftung des Körpers mit harnpflichtigen Substanzen. In diesem Stadium können die Nieren funktionsuntüchtig werden, so daß eine Dialyse lebensnotwendig werden kann.

Auch die chronische Nierenkörperchenentzündung kann mit Medikamenten bekämpft werden. Zum Teil müssen die Erkrankten Mittel zur Unterdrückung der Immunabwehr einnehmen. Die Medikation muß in jedem Fall unter strenger Kontrolle eines Arztes stattfinden. Körperliche Schonung ist selbstverständlich.

Einer chronischen Glomerulonephritis gehen Sie am besten aus dem Weg, indem Sie anderen Infektionen wie Mandelentzündungen vorbeugen. Je früher die Krankheit nach ihrem Ausbruch erkannt wird, um so mehr Nierengewebe kann erhalten werden.

**Da bei einer Glomerulonephritis in den meisten Fällen typische Beschwerden fehlen, wird sie oft erst spät festgestellt.**

# Welche Ursachen haben nephrotisches Syndrom und diabetische Nephropathie?

Die Vorsilbe „Nephro", die im Namen zahlreicher Nierenerkrankungen auftaucht, kommt aus dem Griechischen. Sie leitet sich – wie könnte es anders sein – aus dem Wort für Niere ab. Jetzt dürfte es nicht mehr schwerfallen, die oft kompliziert klingenden Krankheitsnamen einzuordnen.

Das nephrotische Syndrom und die diabetische Nephropathie haben gemeinsam, daß jeweils vorwiegend die Nierenkörperchen, die Glomeruli, betroffen sind. Während das nephrotische Syndrom eine Kombination von Symptomen ist, die bei verschiedenen Nierenerkrankungen auftreten kann, ist die diabetische Nephropathie eine Schädigung der Nieren infolge von Zuckerkrankheit.

**Eine Erkrankung der Nierenkörperchen auszuheilen ist eine schwierige und langwierige Angelegenheit.**

### Wie äußert sich ein nephrotisches Syndrom?

Bei einem nephrotischen Syndrom werden innerhalb von 24 Stunden mehr als drei Gramm Eiweiß, welches eigentlich ein Bestandteil des Blutes ist, mit dem Urin ausgeschieden. Sie erinnern sich: Normalerweise enthält der Harn kaum Eiweiß. Infolge des Eiweißverlustes bilden sich teigig weiche, eindrückbare Wassereinlagerungen im Körpergewebe, besonders an den Augenlidern und den Knöcheln. Typisch ist auch ein stark schäumender Urin. Im Blut findet man erhöhte Werte von Cholesterin und Blutfetten, aber einen verminderten Eiweißgehalt. Die Betroffenen klagen meist über große Müdigkeit, Leistungseinbrüche und Durst. Häufig sind sie blaß.

In über 80 Prozent aller Fälle ist die Glomerulonephritis, die Entzündung der Nierenkörperchen, Ursache des nephrotischen Syndroms. Das Syndrom kann jedoch grundsätzlich bei allen Nierenerkrankungen auftreten, bei denen überwiegend die Nierenkörperchen geschä-

**Bei einem nephrotischen Syndrom kommt es zu starker Ausscheidung von Eiweiß mit dem Urin.**

digt werden. Die Gefäßwände der Glomeruli, die im allgemeinen undurchlässig für Eiweißmoleküle sind, können bei Schädigung ihre Eigenschaften verändern. So gelangen größere Eiweißmengen in den Urin.

Bei Kindern hat das nephrotische Syndrom relativ gute Heilungschancen. Beim Erwachsenen ist oft eine jahrelange Behandlung und Überwachung durch einen erfahrenen Facharzt erforderlich.

## Was ist eine diabetische Nephropathie?

Die Zuckerkrankheit tritt in zwei unterschiedlichen Ausprägungen auf. Entweder sie beginnt bereits im Kindesoder Jugendalter, oder sie tritt erst beim Erwachsenen auf. Dieser sogenannte Altersdiabetes wird oft mit Medikamenten und Diät behandelt.

Bei beiden Formen der Zuckerkrankheit kommt es zu Veränderungen der Blutgefäße im ganzen Körper. Auch die Nierengefäße sind davon betroffen. Als Folge können sich in den Glomeruli Ablagerungen bilden; Nierengewebe stirbt ab. Sämtliche Gefäßveränderungen der Niere werden bei Zuckerkrankheit als diabetische Nephropathie bezeichnet.

Je nach Disziplin des Diabetikers kann die Erkrankung fortschreiten oder bei strenger (!) Einhaltung von Diät und medikamentöser Therapie lange Jahre auf demselben Stand bleiben. Bei jugendlichen Diabetikern ist das Risiko, an diabetischer Nephropathie zu erkranken, wegen der längeren Dauer der Zuckerkrankheit größer. Auch ein nephrotisches Syndrom kann als Folge der diabetischen Nierenerkrankung auftreten.

Ist die diabetische Nephropathie weit fortgeschritten, das heißt, steht der Betroffene kurz vor einem Nierenversagen, wird die Krankheit als Kimmelstiel-Wilson-Syndrom bezeichnet. Oft kann in diesem Fall nur noch die Dialyse das Leben retten.

**Eltern eines zuckerkranken Kindes sollten streng darüber wachen, daß ihr Sprößling seine Medikamente nimmt beziehungsweise seine Diät einhält. Sonst kann es in späteren Jahren zu Nierenversagen infolge von Gefäßveränderungen der Nieren kommen.**

# Wie kommt es zur Nierenbecken- entzündung?

Die Nierenbeckenentzündung wird mit dem medizinischen Fachbegriff auch Pyelonephritis genannt. Von dieser bakteriellen Infektion sind vor allem das Kelchsystem der Nieren sowie das Gewebe zwischen den Nierenkörperchen betroffen. Nur in den seltensten Fällen ist allein das Nierenbecken entzündet, denn die Erreger greifen fast immer auch auf das Nierengewebe über.

Ursache sind bakterielle Entzündungen, die in der Regel in der Harnblase beginnen und über die Harnleiter zu den Nierenkelchen aufsteigen. Eine Pyelonephritis kann jedoch auch von Abflußstörungen des Urins herrühren. Bei Verengung der Harnleiter zum Beispiel durch Nierensteine kann der Harn aufgestaut werden. Während einer Schwangerschaft können die Bakterien auch über die Lymph- oder Blutbahn in die Nieren gelangen.

An der Nierenbeckenentzündung erkranken Frauen dreimal häufiger als Männer. Oft geht vor allem bei jungen Frauen der Pyelonephritis eine Blasenentzündung voraus, die nicht konsequent genug behandelt wird. Spaßen sollten Sie mit einer Nierenbeckenentzündung auf gar keinen Fall! Nimmt sie einen chronischen Verlauf, führt die Pyelonephritis im schlimmsten Fall zur sogenannten Schrumpfniere, die ihre Aufgaben nicht länger wahrnehmen kann. Die Aufrechterhaltung der lebenswichtigen Funktionen muß dann die künstliche Niere übernehmen.

### Wie äußert sich eine akute Pyelonephritis?

Typische Zeichen einer akuten Nierenbeckenentzündung sind Fieber, Brennen und Schmerzen beim Wasserlassen sowie ein- oder beidseitige Flankenschmerzen. Wenn Sie im Bereich der Nieren etwas fester auf den

Rücken klopfen, äußert sich die Entzündung in einem stechenden Schmerz. Im Urin finden sich Eiter und Bakterien.

Wichtig ist die rechtzeitige Behandlung mit Antibiotika, die unbedingt unter Anweisung des Arztes erfolgen muß. Brechen Sie die Einnahme der Medikamente nicht leichtfertig ab, wenn Sie keine Beschwerden mehr verspüren. Die Erreger könnten noch nicht alle abgestorben sein und die chronische Form der Nierenbeckenentzündung verursachen.

Bettruhe und die Aufnahme von viel Flüssigkeit sind zunächst ebenfalls wichtig. Der Nierenbereich sollte warm gehalten werden.

## Was geschieht bei der chronischen Nierenbeckenentzündung?

In der Regel ist die chronische Form Folge einer nicht ausgeheilten akuten Nierenbeckenentzündung. Häufig treten nur uncharakteristische, manchmal aber auch keine Beschwerden auf. Ein anhaltendes Abgeschlagenheitsgefühl, Übelkeit, Appetitlosigkeit, leichte Rückenschmerzen, Brennen beim Wasserlassen und Durst können Anzeichen für eine chronische Pyelonephritis sein. Da relativ unbemerkt das Nierengewebe allmählich zerstört wird, ist diese Krankheit sehr gefährlich. Mit einer konsequenten antibiotischen Behandlung ist aber eine Heilung möglich.

In jedem Fall ist sowohl nach dem akuten wie auch dem chronischen Krankheitsverlauf eine konsequente Nachsorge das beste Mittel, den erneuten Ausbruch der Entzündung zu vermeiden. Wurde die Pyelonephritis durch eine angeborene oder erworbene Anomalie im Bereich der Harnwege, zum Beispiel durch eine Harnleiterverengung, verursacht, muß diese Störung operativ beseitigt werden.

**Stärken Sie nach einer Nierenbeckenentzündung die Abwehrkräfte Ihres Körpers, um ihn vor einer erneuten Erkrankung zu schützen. Gesunde Ernährung und Bewegung tragen dazu bei, das Immunsystem zu kräftigen. Ein mindestens vierwöchiger Kuraufenthalt in einem der bekannten „Nierenkurorte" kann ebenfalls wesentlich zur Heilung beitragen.**

# Was sind Gefäßkrankheiten der Niere?

Wie die Herzkranzgefäße können auch die Blutgefäße der Niere sich allmählich verengen und verhärten. Diese Umwandlung der elastischen Gefäßwand in ein starres Rohr nennt man Nephrosklerose. Bei dieser Erkrankung entsteht leicht ein Teufelskreis: Durch die Nephrosklerose entwickelt sich ein hoher Blutdruck, der wiederum die weitere Gefäßengstellung und -verhärtung fördert.

Gefäßverschlüsse treten bei den Nieren selten auf. Die Verengung oder der Verschluß von Nierenarterie oder Nierenvene kann jedoch zu einer starken Beeinträchtigung der Nierenfunktion führen.

## Was geschieht bei der Nephrosklerose?

Die Ursache für das Entstehen der Nephrosklerose ist bislang nicht bekannt. Sicher ist nur, daß sie durch Bluthochdruck gefördert wird. Die Wandveränderungen der Blutgefäße der Nierenkörperchen führen zuerst zu einer erhöhten Durchlässigkeit der Gefäßwand für Eiweiß. Im Urin finden sich nun vermehrt Eiweißspuren. Mit der Zeit verengen und verschließen sich die Gefäße und veröden. Es kommt zur Vernarbung von Nierengewebe und damit zum Ausfall der betroffenen Regionen des Organs.

## Wie beeinflußt Nephrosklerose Bluthochdruck?

Eine reduzierte Durchblutung der Niere, die längere Zeit andauert, kann Bluthochdruck verursachen. Die Durchblutung der Niere verringert sich beispielsweise dann, wenn große Teile der Nierenblutgefäße – wie bei fortschreitender Nephrosklerose – vernarben. Dies veranlaßt die Niere, wegen der Mangelversorgung mit sauerstoffreichem Blut vermehrt das Hormon Renin auszuschütten, das zur Regulation der Durchblutung des Organs dient. Wie Sie im ersten Kapitel dieses Buches erfahren

**Was kann gegen hohen Blutdruck unternommen werden?**

▶ Jeder Mensch kann darauf achten, bestimmte Risikofaktoren für hohen Blutdruck auszuschalten. Streß, Übergewicht, Alkohol, Kochsalz und Zigaretten gehören zum Beispiel zu den Auslösern für Bluthochdruck. Eine gesunde Ernährung mit vielen Vitaminen und Ballaststoffen, ausreichende körperliche Bewegung sowie Schlaf und Entspannung können dazu beitragen, den Blutdruck zu senken.

haben, geben die Nieren Renin ebenfalls verstärkt ab, wenn der Blutdruck sinkt. Eine Hormonkette bewirkt dann das Ansteigen des Blutdrucks. Bei der Vernarbung von Teilen des Nierengewebes kommt es zu einer ständigen verstärkten Ausschüttung des Hormons Renin. Der Blutdruck bleibt dadurch anhaltend auf hohem Niveau.

Umgekehrt belastet jeder hohe Blutdruck die Gefäße und fördert den Umbau der elastischen Gefäßwand, die starr und verengt, das heißt sklerotisch wird. Dann kommt es zu der oben beschriebenen Schädigung der Nierenkörperchen.

**Falls Ihr Blutdruck auch bei gesunder Lebensweise hoch ist, wird Ihr Arzt Ihnen über kurz oder lang blutdrucksenkende Mittel verschreiben.**

## Was passiert bei Gefäßverschlüssen?

Ein Verschluß der Nierenarterie, also der Ader, die die Niere mit Blut versorgt, führt meist zu sehr schmerzhaften Koliken im Bauchraum. Auch ein Kreislaufschock tritt häufig ein. In manchen Fällen kommt es zu einem akuten Nierenversagen.

Der Verschluß der Nierenvene führt selten zu so dramatischen Symptomen wie der der Nierenarterie. In jedem Fall kann der Gefäßverschluß aber am Auftreten von Eiweiß im Urin erkannt werden, manchmal auch an Blutstauungen in den Beinen.

# Wie entstehen Gicht-, Analgetika-, Senk- und Wanderniere?

Während die Gichtniere von der gleichnamigen Krankheit hervorgerufen wird, entsteht eine Analgetikaniere durch den Mißbrauch von Medikamenten. Gemein haben beide Nierenerkrankungen, daß sie zum Absterben von Nierengewebe und zu Nierenversagen führen können.

Die Senkniere, auch als Wanderniere bezeichnet, entsteht durch eine Bindegewebsschwäche. Dadurch verändert die Niere ihren Sitz im Körper – sie sinkt ab. Meistens treten keine gesundheitlichen Probleme auf.

## Was ist eine Gichtniere?

**Auch ein chronisches Nierenversagen kann zu einer Harnsäurespiegelerhöhung im Blut führen und Gichtanfälle auslösen.**

Bei der Gicht handelt es sich um eine Störung des Stoffwechsels, die unter anderem zur Erhöhung des Harnsäurespiegels im Blut führt. Man unterscheidet zwischen zwei Gichtarten, von denen die eine erblich ist und die zweite infolge anderer Erkrankungen auftritt. Die vererbte Störung tritt zu 95 Prozent bei Männern auf. Beschwerden äußern sich meist erst nach dem 40. Lebensjahr. Häufig kommt die Krankheit durch Überernährung oder durch übermäßigen Alkoholgenuß zum Ausbruch.

Die Harnsäure entsteht im Körper bei der Verarbeitung von bestimmten Eiweißen, den sogenannten Purinen. Normalerweise scheiden die Nieren die Harnsäure mit dem Urin aus. Sie können aber täglich nur eine begrenzte Menge Harnsäure ausscheiden. Bei einem Überschuß bilden sich Harnsäurekristalle, die sich häufig im Nierenmark absetzen, und Harnsteine. Die Kristalle lösen Entzündungen des Nierenmarks aus und zerstören nach und nach das Gewebe. Bei zwei Dritteln aller Gichtpatienten werden in der Niere Kristallablagerungen gefunden; bei ungefähr einem Viertel führen sie zu einem fortschreitenden Nierenversagen.

Als Betroffener sollten Sie die Gicht bekämpfen, um die Gefahr eines Nierenversagens mit anschließender Dialysebehandlung zu vermeiden. Die beste Möglichkeit, Ihren Harnsäurespiegel zu senken, ist eine ausgewogene, purinarme Ernährung. Purine kommen vor allem in Innereien vor. Auf Alkohol sollten Sie weitestgehend verzichten. Wenn dies alles nicht hilft, kommen Medikamente zum Einsatz, die die Harnsäurebildung verringern.

**Seien Sie vorsichtig beim Gebrauch von Schmerzmitteln! Nehmen Sie auch frei verkäufliche Medikamente nicht über längere Zeit ein, ohne Ihren Arzt zu fragen.**

## Wie kommt es zur Analgetikaniere?

Vor allem der übermäßige Gebrauch von Schmerzmitteln über lange Jahre verursacht im Nierengewebe ähnliche entzündliche Veränderungen wie eine Nierenbeckenentzündung. Aber auch der jahrelange Mißbrauch von harntreibenden Präparaten, den sogenannten Diuretika, und Abführmitteln kann dem Nierengewebe gefährlich werden. Im schlimmsten Fall wird eine lebenslange Behandlung mit der künstlichen Niere notwendig.

Von der Analgetikaniere sind zu mehr als zwei Dritteln Frauen betroffen. Nur das Absetzen aller nierenschädigenden Medikamente kann ein Versagen der Nieren verhindern. Typische Zeichen der Analgetikaniere sind das Auftauchen weißer Blutkörperchen im Urin, Blutarmut sowie das Auftreten unterschiedlicher Schmerzen, vor allem Kopfschmerzen.

## Was ist die Ursache für eine Senk- oder Wanderniere?

Auch die sogenannte Senk- oder Wanderniere, von der gesprochen wird, wenn eine Niere im Stehen beim Ein- und Ausatmen stärker absinkt als normal, tritt vor allem bei Frauen auf. Grund kann eine Bindegewebsschwäche sowie die Erschlaffung der Bauchmuskulatur durch Schwangerschaften oder durch eine hohe Gewichtsabnahme sein.

**Die Senk- oder Wanderniere verursacht häufig überhaupt keine Beschwerden. Sie kann sich aber auch durch dumpfe Schmerzen im Flankenbereich äußern.**

## Was sind Zystennieren und welche anderen erblichen Nierenerkrankungen gibt es?

Zysten sind mit Flüssigkeit gefüllte Hohlräume in Organen. Bei den Nierenerkrankungen unterscheidet man zwischen Nierenzysten und Zystennieren. Während eine Nierenzyste im Normalfall kein Problem darstellt und nicht zwingend behandelt werden muß, führen Zystennieren in den meisten Fällen zum völligen Nierenversagen.

### Wie kommt es zu Nierenzysten?

Zysten sind die am häufigsten im Körper vorkommenden gutartigen Geschwülste. Sie können überall im Körper auftreten, so auch in den Nieren. Meist ist nur eine Niere von einer Nierenzyste betroffen. Die Größe einer Zyste kann stark variieren, von wenigen Millimetern bis zu mehreren Zentimetern Durchmesser. Sie kann sogar fast so groß wie die befallene Niere werden. Ab einer bestimmten Größe können Nierenzysten Schmerzen verursachen, indem sie zum Beispiel auf andere Organe Druck ausüben. In diesen Fällen müssen sie operativ entfernt werden. Entzieht man der Zyste mittels einer Hohlnadel die Flüssigkeit, so füllt sie sich nach dieser Punktion meist erneut.

### Warum sind Zystennieren gefährlich?

Bei den Zystennieren handelt es sich um eine erbliche, in 90 Prozent der Fälle doppelseitige Entwicklungsstörung der Nieren. Ungefähr bei 2 Prozent der Bevölkerung kommen Zystennieren vor. Im Gewebe der Nieren entwickeln sich schon kurz nach der Geburt zahlreiche kleine, mit Flüssigkeit gefüllte Bläschen, die auf das gesunde Gewebe drücken und dies nach und nach zer-

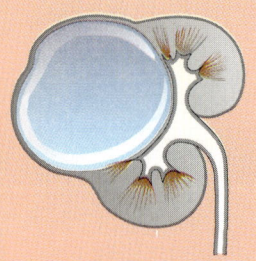

*Zysten der Niere können im Einzelfall ungefähr so groß wie eine Faust werden.*

stören. Die Zysten waren zuvor Nephrone, die sich schließlich umgewandelt haben. Häufig treten bei Zystennieren zusätzlich Zysten in Leber und Bauchspeicheldrüse auf.

Meist macht sich die Krankheit zwischen dem 30. und 50. Lebensjahr bemerkbar. Zu den Symptomen gehören Harnwegsinfekte, Druckgefühl in der Flankengegend, Blut im Urin, Bluthochdruck, zum Teil sogar Nierenrisse. Im Spätstadium können die zystisch umgewandelten Nieren tastbar den ganzen Bauchraum ausfüllen. Dann rufen sie große Schmerzen sowie Beschwerden bei Nahrungsaufnahme und Verdauung hervor. In der Mehrzahl der Fälle wird die Krankheit erst mit Eintreten der Harnvergiftung, der sogenannten Urämie, festgestellt. Dann haben die Nieren ihre Funktionen aber in den meisten Fällen schon aufgegeben.

Chirurgische Eingriffe bei Zystennieren waren bisher erfolglos. Um noch funktionstüchtiges Gewebe zu erhalten, müßten sie wahrscheinlich zu einem viel früheren Zeitpunkt erfolgen. An entsprechenden Studien wird noch gearbeitet.

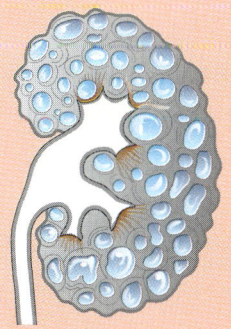

*Bei einer Zystenniere ist die Niere vollkommen durchsetzt von kleinen, flüssigkeitsgefüllten Hohlräumen.*

## Welche weiteren erblichen Nierenerkrankungen gibt es?

Erbliche Nierenerkrankungen wie das Alport-Syndrom und die Aminoazidurie sind zum Glück selten. Beim Alport-Syndrom verändert sich die Gefäßwand der Nierenkörperchen, und es kommt zu Blutausscheidung mit dem Urin. Meist tritt zwischen dem 30. und 40. Lebensjahr ein Nierenversagen ein. Bei der Aminoazidurie kommt es zur vermehrten Ausscheidung von Aminosäuren mit dem Harn. Erbliche Erkrankungen äußern sich meist im Säuglings- oder Kindesalter in Form von Wachstums- und Verhaltensstörungen. Sie entgehen daher der Aufmerksamkeit der Eltern kaum.

# Welche angeborenen Fehlbildungen gibt es?

Angeborene Fehlbildungen der Nieren und der Harnleiter lassen sich auf die komplizierte Entwicklung des Organs Niere im Mutterleib zurückführen. Zahlreiche embryonale Anlagen verschmelzen letztendlich zu dem endgültigen Organpaar. Fehlbildungen können immer wiederkehrende bakterielle Entzündungen begünstigen. Da eine medikamentöse Behandlung meist nicht in Frage kommt, müssen Anomalien unter Umständen durch eine Operation korrigiert werden.

### Was ist eine Doppelbildung der Nieren?

Bei der häufigsten Fehlbildung kommen sowohl Nieren wie auch Nierenbecken und Harnleiter auf einer oder auf jeder Körperseite – mehr oder weniger stark ausgeprägt – doppelt vor. Entweder vereinigen sich die dop-

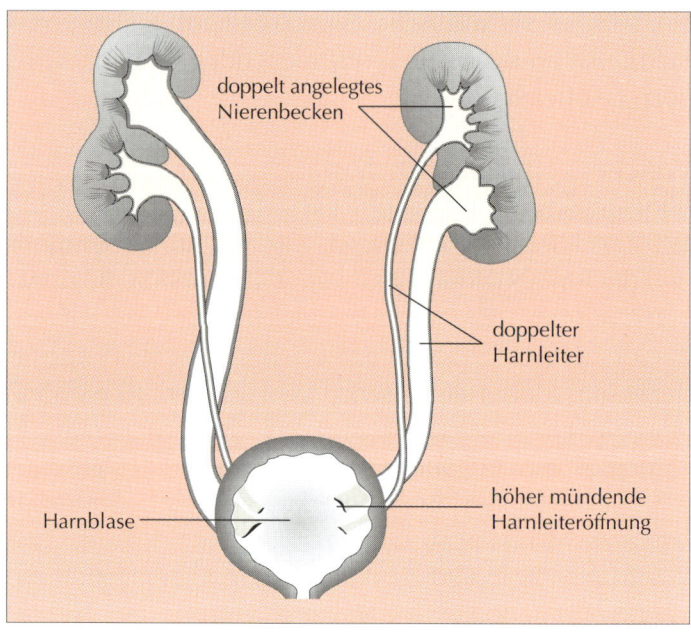

doppelt angelegtes Nierenbecken

doppelter Harnleiter

höher mündende Harnleiteröffnung

Harnblase

*Bei der häufigsten angeborenen Fehlbildung, der Doppelbildung der Nieren, sind auch die Harnleiter meist doppelt vorhanden. Oft kommt es zudem zu krankhaften Einmündungen des Harnleiters in die Blase.*

pelt vorhandenen Harnleiter im Verlauf zur Blase miteinander oder beide münden an verschiedenen Stellen
in die Harnblase. In manchen Fällen endet ein Harnleiter auch gar nicht in der Blase, sondern beispielsweise in
der Harnröhre. Dies hat zur Folge, daß die Patienten das
Wasserlassen nicht kontrollieren können.

Oft ruft die Doppelniere keine Beschwerden hervor.
Allerdings ist der von der Entwicklungsstörung befallene
Nierenteil anfälliger für infektiöse Erkrankungen; er kann
aber mit Hilfe moderner Operationstechniken entfernt
werden, falls der Verbleib des zerstörten Gewebes mehr
schadet als nützt.

**Wenn Ihr Kind lange
Zeit ins Bett näßt,
sollten Sie es ärztlich
untersuchen lassen. Es
könnte ein unwillkür-
licher Urinabgang
aufgrund einer Fehl-
bildung der Nieren
vorliegen.**

### Welche weiteren Anomalien tauchen auf?

Bei der sogenannten Beckenniere liegt eine Niere tiefer
als normal, nämlich im Bereich des Beckens. Wenn
beide Nieren an ihrem Unterpol miteinander verwach-
sen sind und die Harnleiter nach vorn statt zur Seite abgehen, wird die Fehlbildung als Hufeisenniere bezeichnet. Möglich ist auch, daß beide Nieren auf einer Seite
angelegt und miteinander verschmolzen sind. Treten bei
der Beckenniere häufig Schmerzen und Infektionen auf,
so muß sie über kurz oder lang operativ korrigiert werden. Die Hufeisenniere sollte in diesem Fall in der Mitte
geteilt werden, um unter anderem einen besseren Harnabfluß zu gewährleisten.

Manchmal sind bei der Geburt weder Nieren noch
Harnleiter vorhanden, In anderen Fällen finden sich nur
Teile des Nierengewebes. Es kann auch passieren, daß
eine Niere nur unvollkommen angelegt ist, so daß sie
keine Funktion wahrnehmen kann. Bei dieser sogenannten Hypoplasie kann die zweite, normale Niere alle
Funktionen übernehmen. Das unterentwickelte Organ
muß allerdings dann entfernt werden, wenn es Bluthochdruck auslöst.

# Wie kommt es zu Nierensteinen?

Nierensteine (Nephrolithiasis) oder Steine in Harnleitern und Harnblase (Urolithiasis) treten relativ oft auf. In Deutschland sind zwischen einem und zwei Prozent der Bevölkerung von ihnen betroffen. Männer leiden dabei häufiger unter Nierensteinen als Frauen.

Nierensteine entstehen aus Kalksalzen, die normalerweise in gelöster Form mit dem Urin ausgeschieden werden. In solchen Fällen kristallisieren Kalksalze im Nierengewebe, im Nierenbecken, in den Harnleitern oder in der Blase aus und bilden Steine.

### Wo entstehen die Steine?

Der Großteil der Steine wird in den Nieren gebildet. Dort sind das Nierenbecken und die Nierenkelche bevorzugte Orte der Steinbildung, aber auch in den Papillen können Steine entstehen. Sie können so groß wie Reiskörner sein, aber auch als sogenannte Nierenbeckenausgußsteine das gesamte Nierenbecken füllen.

Kleine Steine können mit dem Urinstrom in den Harnleiter gelangen, dort an einem Engpaß hängenbleiben und weiter wachsen. Gelangen sie in die Blase, werden sie normalerweise ausgeschieden. Nur bei Blasenentzündungen oder Harnstau bleiben sie in der Blase.

Beim Abgang in den Harnleiter oder aber beim Steckenbleiben rufen Nierensteine meist schlimme Koliken hervor. Die Schmerzen strahlen typischerweise in die betroffene Seite des Unterbauchs ein. Verlegen Sie den Harnfluß vollständig, lösen Sie eine schmerzhafte Aufstauung des Urins aus.

Ein Harnstau begünstigt Niereninfektionen, die das Nierengewebe schädigen. Außerdem kristallisieren im aufgestauten Harn immer mehr Salze aus und fördern das Steinwachstum.

**Nur wenn Ihr Arzt die Zusammensetzung Ihrer Nierensteine kennt, kann eine Neubildung wirksam bekämpft werden. Wenn Sie Steinträger sind, achten Sie beim Wasserlassen unbedingt auf den Abgang von Steinen, und fangen Sie sie auf.**

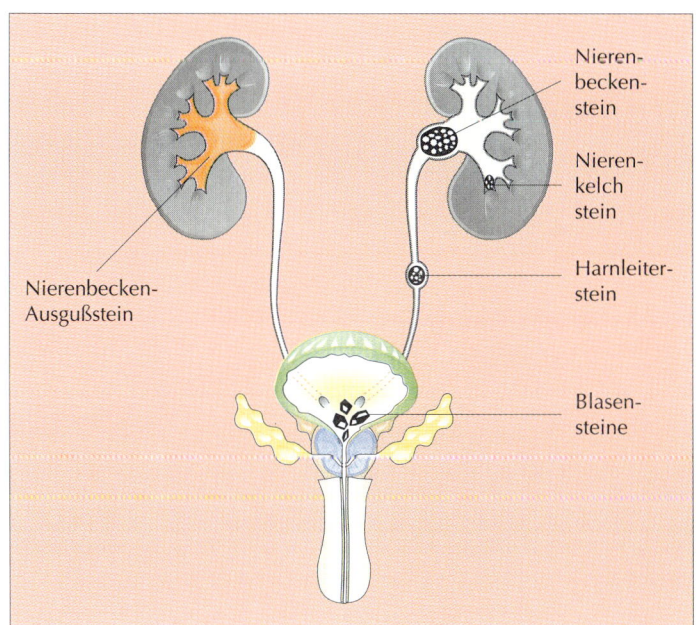

Nieren-
becken-
stein

Nieren-
kelch
stein

Harnleiter-
stein

Nierenbecken-
Ausgußstein

Blasen-
steine

*Nieren- und Harnsteine
können sich an den ver-
schiedensten Stellen
der Nieren und ablei-
tenden Harnwege
bilden oder festsetzen.*

## Was sind die Ursachen für Nierensteine?

Nierensteine sind in ihrer chemischen Zusammensetzung sehr verschieden. Man unterscheidet vier Gruppen
von Steinen, die nach ihrem Hauptbestandteil benannt
sind. Dazu zählen die Harnsteine, die vor allem aus
Harnsäure bestehen, Steine aus Kalziumoxalat, Phos-
phatsteine und seltene Formen wie die Zystinsteine.

So viele Formen es gibt, so viele Entstehungsursachen
können Nierensteine haben. Wenn Sie sich zum Beispiel
in heißen Regionen aufhalten und viel schwitzen, aber
nur geringe Mengen Flüssigkeit aufnehmen, wird der
Harn stark konzentriert ausgeschieden. Die Salze können sich nicht mehr im Urin lösen und kristallisieren aus
– Nierensteine entstehen. Aber auch eine stark eiweiß-
haltige Ernährung sowie der Genuß von Alkohol fördern
die Bildung von Nierensteinen. Ebenso können Stoff-
wechselstörungen Ursache für die Steinentstehung sein.

**In vielen Fällen sind
mehrere Ursachen an
der Bildung von Nie-
rensteinen beteiligt,
daher ist auch das
Vorkommen von Stei-
nen verschiedener
Zusammensetzung bei
einem Patienten nicht
ungewöhnlich.**

45

## Wann treten die Nierentumoren auf?

Gutartige Nierengeschwülste, die als Adenome, Papillome und Hämangiome bezeichnet werden, sind eher selten, abgesehen von Zysten. Der am häufigsten vorkommende Nierentumor ist das sogenannte hypernephroide Karzinom, eine bösartige Krebsgeschwulst.

### Wie wird ein Tumor festgestellt?

Das Hauptsymptom jeder Geschwulst im Bereich der Nieren und Harnwege ist das plötzliche Auftreten von Blut im Harn. Immer wenn Blut im Urin auftaucht, sollte eine ärztliche Untersuchung daher unverzüglich vorgenommen werden. Aber befürchten Sie nicht gleich das Schlimmste: Blut im Harn kann auch verschiedene andere Ursachen haben, wie Sie ja bereits wissen.

Zum Teil lassen sich Geschwülste ertasten. Auch Nierenschmerzen, Koliken und Fieber können auf einen Nierentumor hindeuten. Diese Beschwerden treten aber nicht so häufig auf. In manchen Fällen können Knochenbrüche infolge einer Ausbreitung des Nierenkrebses, der sogenannten Metastasenbildung, erstes Symptom des Tumors sein. Dann befindet sich der Krebs allerdings schon in einem fortgeschrittenen Stadium.

Ihr Arzt wird verschiedene Untersuchungen durchführen, um einen Tumor auszuschließen. Zunächst wird er die Nieren mit Ultraschall betrachten. Falls dies nicht ausreichend sein sollte, erfolgt voraussichtlich eine Art der Röntgenuntersuchung, die sogenannte Computertomographie. In seltenen Fällen schließt sich noch eine Gefäßdarstellung der Nieren an.

### Wo können sich Tumoren befinden?

Nur in Ausnahmefällen tritt eine bösartige Geschwulst an beiden Nieren zugleich auf, meistens ist nur eine Niere

**Wesentlich häufiger als gutartige Tumoren sind bösartige Krebsgeschwülste der Nieren.**

**Suchen Sie bei jedem Anzeichen von Blut im Urin Ihren Arzt auf, um auszuschließen, daß eine Krebsgeschwulst der Nieren oder Harnwege die Ursache ist!**

befallen. Das Karzinom entwickelt sich anfangs in der Nierenrinde und bricht dann in die Nierenvenen ein. Im fortgeschrittenen Stadium wächst es ins Nierenbecken. Der Tumor bildet vorzugsweise in der Lunge, in den Knochen, in Leber und Gehirn Metastasen. Bei Männern ist das Risiko an Nierenkrebs zu erkranken doppelt so hoch wie bei Frauen. Meistens bricht die Krankheit zwischen dem 45. und dem 75. Lebensjahr aus.

Im Vergleich mit Tumoren des Nierengewebes sind Geschwülste des Nierenbeckens relativ selten. Ursächlich können chronische Entzündungen des Nierenbeckens sein.

Bei Nierenkrebs gibt es in den meisten Fällen nur die Moglichkeit, die Niere vollständig zu entfernen. Es folgt eine Bestrahlung des Gewebes und der Lymphe, wo sich die befallene Niere ehemals befand. Eine Behandlung mit Zellgiften, die sogenannte Chemotherapie, ist bei Nierenkrebs wirkungslos.

Folgende Regel für jeden Krebsbefall gilt selbstverständlich auch für Nierenkrebs: Je früher der Nierentumor entdeckt wird, um so besser sind die Heilungschancen. Ist das Karzinom bei der Krebsoperation auf eine Niere beschränkt und hat noch keine Metastasen gebildet, liegt die Überlebenswahrscheinlichkeit nach fünf Jahren bei 70 Prozent. Sie verringert sich, je nachdem wie weit der Krebs fortgeschritten ist.

Die Ursachen für die Entstehung von Nierenkrebs sind noch weitgehend unbekannt. Krebserregende Substanzen, die mit der Nahrung aufgenommen werden und sich im Urin anreichern, stehen im Verdacht, Nierenkrebs zu begünstigen. Je länger die Stoffe mit dem Urin in Niere und Nierenbecken verweilen, um so größer wird die Gefahr der Zellteilung. Ob zum Beispiel Umwelteinflüsse bei der Nierenkrebsentstehung eine Rolle spielen können, ist noch nicht zufriedenstellend geklärt.

**Muß bei Krebs eine Niere entfernt werden, übernimmt die verbleibende Niere die Aufgaben des entnommenen Organs.**

# Welche Ursachen gibt es für ein chronisches Nierenversagen?

Zahlreiche Erkrankungen können zum chronischen Nierenversagen, der chronischen Niereninsuffizienz, führen. Einige Ursachen haben Sie auf den vorhergehenden Seiten bereits kennengelernt. Gekennzeichnet ist eine chronische Niereninsuffizienz durch die Einschränkung der Nierenfunktionen infolge eines zunehmenden Ausfalls einzelner Nephrone. Wird ein chronisches Nierenversagen nicht ärztlich behandelt, kommt es zu schwerwiegenden Vergiftungserscheinungen des Körpers. Die Folge ist schließlich, daß der Betroffene in ein Koma fällt und stirbt.

Die Aufgaben der Nieren sind so vielfältig, daß bei ihrem Ausfall der Organismus nicht überleben kann.

## Welche Symptome deuten auf eine Harnvergiftung hin?

Vor dem Stadium der Harnvergiftung (Urämie), in dem die Nieren den Großteil ihrer Funktionen aufgeben, verlieren sie ihre Fähigkeit zur Konzentrierung des Urins. Sie scheiden immer größere Mengen Harn aus, der eine sehr helle Färbung hat. Die Urinmenge kann mehr als drei Liter pro Tag betragen. Den Nieren gelingt es dadurch noch eine geraume Zeit, die Stoffwechselprodukte aus dem Körper zu schwemmen.

An diese Phase, die mit dem medizinischen Fachbegriff als kompensierte Retension bezeichnet wird, schließt sich die Harnvergiftung an. Die giftigen Stoffwechselprodukte sammeln sich nun im Körper an. Die Patienten nehmen den Übergang zur Urämie häufig als deutliche Verschlechterung ihrer Leistungsfähigkeit wahr. Da immer eine Anämie vorliegt, sind diese Menschen sehr blaß. Die Hautpartien, die dem Licht ausgesetzt sind, wirken aufgrund von Ablagerungen des Harnfarbstoffs Urochrom schmutziggelb. Außerdem liegt ein urinöser Mundgeruch vor. Den Nieren gelingt es nicht länger, ausreichende Säuremengen auszuscheiden, die sich im Organismus in Form der Nierenazidose ansammeln. Die Vergiftung bewirkt weiterhin Übelkeit und auch Erbrechen.

Der Blutdruck ist in der Regel erhöht. Durch den Verbleib von überschüssiger Flüssigkeit im Körper kommt es zu Wassereinlagerungen, vor allem in Haut und Lunge (Lungenödem). Die giftigen Stoffwechselprodukte führen zur Schädigung aller Organe; auch die Blutgerinnung ist gestört. Störungen im Phosphat- und Kalziumhaushalt führen zu Knochenveränderungen, der renalen Osteopathie. Da die Magen- und Darmschleimhäute ebenfalls geschädigt werden, kann blutiger Durchfall auftreten. Typisch sind auch Muskelzuckungen und -krämpfe.

## Kann gegen Urämie etwas unternommen werden?

Der Urämie liegt ein chronisches Nierenversagen zugrunde. Zerstörtes Nierengewebe regeneriert sich jedoch nicht. Daher kann eine Behandlung nur zu leichter Besserung, aber nie zur Heilung führen. Spätestens wenn die Konzentration des Stoffwechselprodukts Kreatinin im Blut zehn Milligramm pro Deziliter erreicht, muß der Patient an die künstliche Niere angeschlossen werden.

Zuvor kann eine ausgewogene Ernährung eine Linderung der Symptome verschaffen. Kalium- und phosphatreiche Nahrungsmittel wie Bananen, Milch und Milchprodukte müssen jedoch vermieden werden, um eine besonders schnelle Vergiftung des Blutes mit diesen Stoffen zu verhindern.

Die Flüssigkeitszufuhr sollte der Urinausscheidung entsprechen. Bei Herzstörungen müssen stabilisierende Medikamente, bei Bluthochdruck blutdrucksenkende Mittel eingenommen werden.

**Nehmen Sie Nierenerkrankungen niemals auf die leichte Schulter. Auch scheinbar harmlose Entzündungen können noch nach Jahren zu Nierenversagen führen, wenn sie nicht auskuriert werden.**

# Was bedeutet Nierenbeteiligung bei Systemerkrankungen und Schwangerschaft?

Verschiedene Krankheiten, die zuerst andere Organe oder Organsysteme des Körpers befallen, oder Krankheitssymptome, die während der Schwangerschaft auftreten, können auch die Nieren schädigen. Auch daran kann man feststellen, wie eng die Vorgänge im Körper miteinander verzahnt sind.

## Welche Systemerkrankungen schädigen die Nieren?

Die Gicht ist zum Beispiel eine sogenannte Systemerkrankung, die durch Ablagerung von Harnsäure in den Gelenken schmerzhafte Entzündungen hervorruft. Durch die Ausfällung von Harnsäure in den Nieren und die Bildung von Harnsäuresteinen im Nierenhohlraumsystem kann sie aber ebenfalls schwere Nierenschäden verursachen.

Bei der Myelomkrankheit und der Amyloidose bewirken krankhaft veränderte Eiweißkörper Schädigungen der Niere. Die Eiweiße lagern sich bei der Amyloidose in allen Organen ab. Das erste Zeichen einer Nierenbeteiligung ist das vermehrte Ausscheiden von Eiweiß mit dem Urin. Eine akute Verschlechterung der Nierenfunktion oder ein akutes Nierenversagen können bei der Amyloidose auf einen Nierenvenenverschluß hinweisen. Die Ablagerung der Eiweißkörper kann zu Entzündungen und Verödung des Nierengewebes führen.

Eine typische Veränderung der Nierenkörperchen tritt beim sogenannten Lupus erythematodes auf, der zu den rheumatischen Erkrankungen gehört. Betroffen sind ebenfalls zahlreiche andere Organsysteme wie Herz und Haut.

Die Panarteriitis nodosa befällt vornehmlich die großen und kleinen Blutgefäße des Körpers.

## Was kann bei einer Schwangerschaft nierenschädigend wirken?

Einen durch eine Schwangerschaft ausgelösten Krankheitszustand bezeichnet man als Gestose. Symptome dieser Erkrankung sind Wasseransammlungen im Körper, die Ausscheidung von Eiweiß mit dem Urin sowie Bluthochdruck. Wie wir wissen, sind diese Symptome bereits Ausdruck der Nierenschädigung. Man nimmt außerdem an, daß bei der Gestose der Mutterkuchen (Plazenta) gefäßverengende Substanzen abgibt, die zu einer Schädigung der Plazenta und zu einer Mangeldurchblutung der Nieren führen können. Dadurch wiederum wird der Blutdruck stärker erhöht.

Zu Ende der Schwangerschaft kann es zu lebensbedrohlichen Hochdruckkrisen und Krampfanfällen kommen. Nach der Entbindung bilden sich die Veränderungen der Nieren meist.

## Sollen nierenkranke Frauen überhaupt Kinder bekommen?

Leiden Sie unter einer Erkrankung der Nieren, sollten Sie eine Schwangerschaft unbedingt sowohl mit Ihrem Frauenarzt als auch mit einem Facharzt für Nierenkrankheiten planen. Im allgemeinen ist das Risiko für Gesundheit und Leben von Mutter und Kind so hoch, daß von einer Schwangerschaft abgeraten wird. Erst nach Ausheilung der Erkrankung sollten Sie eine Schwangerschaft in Betracht ziehen. Vor allem bei erblichen Nierenerkrankungen wie Zystennieren sollten Sie eine genetische Beratung durchführen lassen, die Sie über die Wahrscheinlichkeit, ob die Erkrankung auch bei Ihren Kindern auftreten wird, informiert.

Leiden Sie unter einer anderen Nierenerkrankung und sind schwanger, sollten Sie sich unverzüglich in ärztliche Behandlung begeben.

**Wenn Sie nierenkrank und schwanger sind, müssen Sie unter anderem regelmäßige Blut- und Urinuntersuchungen durchführen lassen, um mögliche Komplikationen frühzeitig zu erkennen.**

# Welche Erkrankungen der Harnwege können die Niere schädigen?

Zahlreiche Erkrankungen und Fehlbildungen der ableitenden Harnwege verursachen Störungen der Nierenfunktion. In den meisten Fällen ist ein Rückstau oder Rückfluß des Urins aufgrund von Harnwegsveränderungen Ursache für die fortschreitende Zerstörung von Nierengewebe. Aber auch bakterielle Infektionen wie die Blasenentzündung können auf die Niere übergreifen.

### Welche Ursachen hat eine Harnstauungsniere?

Eine Harnstauungsniere wird – wie ihr Name schon sagt – durch einen Rückstau von Urin ins Nierenbecken verursacht. Das Nierenbecken und das Kelchsystem weiten sich schließlich so stark aus, daß das Nierengewebe zunehmend verdrängt wird und zugrunde geht. Der gestaute Harn drückt auf das Nierengewebe und die Nierenkörperchen, die nach und nach zerstört werden und ihre Arbeit einstellen. Der Endzustand dieser Schädigung wird als Wassersackniere oder Hydronephrose bezeichnet. Nur ein schmaler Rest von Nierengewebe umgibt nun einen prallen, mit Harn gefüllten Sack. Infiziert sich der Urin mit Krankheitserregern oder aber platzt der Wassersack, hat dies lebensgefährliche Folgen für den Betroffenen.

Ursache für eine Harnstauungsniere sind meist Verengungen des Harnleiters. Sie entstehen zum Beispiel durch Harnsteine, die im Harnleiter hängengeblieben sind, durch Vernarbungen, Geschwülste oder Knicke. Es gibt aber auch angeborene Engen der Harnleiter. Eine weitere Ursache kann in einer Fehlbildung der Harnleitermündung in die Blase liegen. In diesem Fall funktioniert der Ventilmechanismus der Harnblase nicht, der

**Die Ursachen für Harnstauungen müssen rasch beseitigt werden, da es sonst zu einer Harnstauungsniere kommt und ein Großteil des Nierengewebes zerstört wird.**

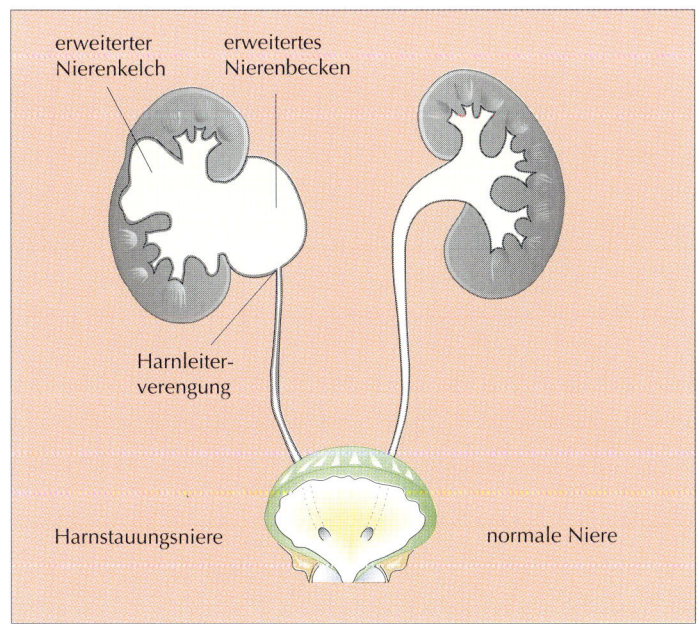

erweiterter Nierenkelch    erweitertes Nierenbecken

Harnleiter-
verengung

Harnstauungsniere    normale Niere

*Die Harnstauungsniere wird häufig durch Verengungen des Harnleiters hervorgerufen. Nierenbecken und -kelche weiten sich aus, während das Nierengewebe zurückgedrängt und zerstört wird.*

verhindert, daß Urin von der Blase in den Harnleiter zurückläuft. Bei der Fehlbildung fließt der Harn bis in die Niere zurück, so daß ein Druck auf das Nierengewebe ausgeübt wird. Der Harnrückfluß heißt auch Reflux.

Können Verengungen des Harnleiters oder der Reflux nicht medikamentös beseitigt werden, ist eine Operation zwingend notwendig.

## Welche anderen Erkrankungen entstehen durch rückfließenden Urin?

In die Nieren rückfließender Harn kann, vor allem wenn er mit Krankheitserregern infiziert ist, in den Nieren eine Nierenbeckenentzündung hervorrufen, die zu den häufigsten Ursachen für ein chronisches Nierenversagen gehört. Bei einer Blasenentzündung können die Erreger ebenfalls bis in die Nieren hochsteigen und eine Nierenbeckenentzündung verursachen.

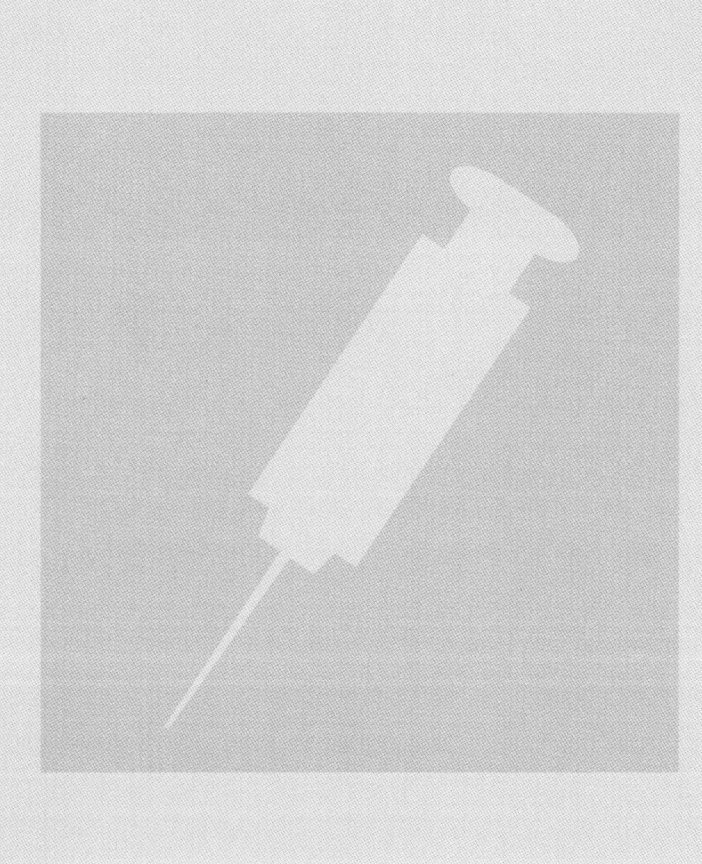

# Wie wird
# meine Krankheit
# behandelt?

Falls bei Ihnen Verdacht auf eine Nierenkrankheit besteht, müssen Sie sich auf mehrere Untersuchungen mit verschiedenen
Methoden einstellen, bis die Erkrankung
und ihre Ursache entdeckt werden. Besonders wichtig sind die genaue Erhebung der
Krankheitsvorgeschichte sowie die Frage
nach ähnlichen Krankheiten innerhalb der
Familie und eine eingehende körperliche
Untersuchung. Im folgenden Abschnitt werden die Untersuchungs- sowie die gängig-
sten Behandlungsmethoden vorgestellt.
Schwerpunkte bilden dabei die Dialysebehandlung und die Nierentransplantation.

# Was wird bei der Urinuntersuchung festgestellt?

Mit der Urinuntersuchung werden krankhafte Bestandteile im Harn entdeckt, die wie Eiweiß normalerweise im Urin nicht oder nur in geringen Mengen vorkommen. Für eine Untersuchung benötigt man frisch gelassenen Urin, da sich bereits nach kurzer Zeit im Harn vorhandene Keime vermehren und das Ergebnis verfälschen. Der Urin wird meistens zuerst einer chemischen Untersuchung unterzogen. Anschließend führt man – falls nötig – noch eine mikroskopische Untersuchung durch.

**Viele Krankheiten äußern sich unter anderem in einer veränderten Zusammensetzung des Urins.**

### Was wird bei der chemischen Untersuchung gemessen?

In der Regel wird die chemische Analyse des Urins zunächst mit Hilfe von Teststreifen durchgeführt, die in den Harn eingetaucht werden. An der Verfärbung der verschiedenen Farbzonen können die Inhaltsstoffe und die in der jeweiligen Urinprobe enthaltene Menge der Substanzen festgestellt werden.

Mit dem chemischen Test können folgende Bestandteile im Urin festgestellt werden: weiße und rote Blutkörperchen, Eiweiß, roter Blutfarbstoff (Hämoglobin), Nitrit, Zucker, die Gallenfarbstoffe Bilirubin und Urobilinogen sowie Ketonkörper, das heißt Stoffwechselprodukte mit bestimmter chemischer Zusammensetzung. Außerdem können das spezifische Gewicht und der pH-Wert des Harns gemessen werden.

Sind weiße, gegebenenfalls auch rote Blutkörperchen, Nitrit und Eiweiß im Urin enthalten, so deutet das auf eine bakterielle Entzündung der Nieren und der ableitenden Harnwege hin. Die Gallenfarbstoffe Urobilinogen und Bilirubin weisen auf Erkrankungen der Leber hin. Bei behandlungsbedürftiger Zuckerkrankheit kommen Zucker und Ketonkörper im Harn vor.

Der pH-Wert liegt normalerweise bei 5, das heißt, der Urin ist sauer. Bei Patienten mit Harnsäuresteinen wird der pH-Wert mit Medikamenten in den Bereich von pH 7 erhöht. Damit wird die Bildung von neuen Steinen unterdrückt. Das spezifische Gewicht wurde früher zur Beurteilung der Nierenfunktion herangezogen.

In der Apotheke sind einfache Teststreifen für die Selbstuntersuchung des Urins erhältlich. Medikamenten zur Vorbeugung von Nierensteinen liegen Teststreifen für die Bestimmung des pH-Werts bei. Zur Früherkennung eines beginnenden Nierenschadens bei Zuckerkranken wird zum Beispiel der Mikraltest angeboten, der bereits eine geringe Eiweißausscheidung mit dem Urin aufdeckt.

## Was geschieht bei der mikroskopischen Untersuchung?

Vor der Untersuchung unter dem Mikroskop wird der Urin zentrifugiert, damit sich die krankhaften Bestandteile im Bodensatz, dem sogenannten Sediment, sammeln und leichter erkennbar sind. Unter dem Mikroskop sind auch Bakterien festzustellen. Außerdem kann mit Hilfe einer Zählkammer die Zahl der Krankheitserreger bestimmt werden.

## Wann ist eine Urinkultur notwendig?

Eine Urinkultur wird immer dann angelegt, wenn Bakterien im Harn gefunden werden. Ein speziell präparierter Objektträger wird in den Urin getaucht und 24 Stunden lang auf Körpertemperatur gehalten. Dadurch läßt sich die Anzahl der Bakterien bestimmen. Gleichzeitig wird getestet, auf welche Antibiotika die Bakterien empfindlich reagieren. Weiterführende Untersuchungen werden meistens am sogenannten 24-Stunden-Urin durchgeführt, das heißt, der Patient muß den Urin von 24 Stunden in einem Gefäß sammeln.

**Für die Urinprobe muß häufig der sogenannte Mittelstrahlurin aufgefangen werden. Die erste Urinportion spült die Harnröhre sauber. Erst der zweite Strahl, der Mittelstrahl, wird in das Sammelgefäß geleitet.**

**Bei manchen Nierenkrankheiten kann nicht auf das Ergebnis einer Urinkultur gewartet werden. Der Arzt verabreicht dann ein Medikament, beispielsweise ein Antibiotikum, das in den meisten Fällen hilfreich ist.**

# Was wird bei der Blutuntersuchung festgestellt?

Mit der Blutuntersuchung werden vorwiegend die Werte im Blut gemessen, die von den gesunden Nieren genau im Normbereich gehalten werden. Aus den Ergebnissen kann mit großer Sicherheit bestätigt oder ausgeschlossen werden, daß eine Nierenerkrankung vorliegt. Auch die Art der Erkrankung läßt sich ziemlich genau feststellen. Zudem zeigen die Blutwerte, wie weit eine Nierenerkrankung fortgeschritten ist, das heißt, wie stark die Nierenfunktion bereits eingeschränkt ist und ob eine Behandlung Besserung bringt.

### Welche Blutwerte sind aufschlußreich?

Nierenerkrankungen rufen Veränderungen des roten und weißen Blutbilds hervor, das heißt, die Zahl der weißen und roten Blutkörperchen verändert sich. Bei fortgeschrittenen Nierenerkrankungen kommt es häufig zur Blutarmut, der Anämie, bei der die Zahl roter Blutkörperchen (Erythrozyten) vermindert ist. Eine erhöhte Zahl weißer Blutkörperchen (Leukozyten) deutet auf bakteriell entzündliche Erkrankungen wie die Pyelonephritis hin. Normal ist eine Leukozytenzahl zwischen 4800 und 10 000 pro Kubikmillimeter. Das Differentialblutbild zeigt den Prozentanteil der verschiedenen Leukozytenarten im Blut. Es ist zur Erkennung bestimmter Formen von Nierenentzündungen geeignet.

### Welche weiteren Stoffe im Blut deuten auf eine Nierenerkrankung hin?

Bei Verdacht auf eine Nierenerkrankung wird das Blut in der Regel auf Harnsäure, Harnstoff und Kreatinin untersucht. Auch Kalium, Phosphat, Natrium, Chlorid oder Kalzium können erheblich von ihrem Normwert abweichen, wenn eine Nierenschädigung vorliegt.

Die Harnsäure im Blutserum ist zum Großteil ein Abbauprodukt der mit der Nahrung zugeführten Eiweiße. Normalerweise scheiden die Nieren soviel Harnsäure aus, wie der Körper produziert. Liegt ein erhöhter Harnsäurespiegel im Blut vor, so kann dies auf Nierenfunktionsstörungen hinweisen.

Auch beim Harnstoff handelt es sich um ein Endprodukt des Eiweißstoffwechsels. Der Harnstoffspiegel im Blut ist ebenfalls abhängig von der Ernährung und der Ausscheidung der Substanz durch die Nieren. Bei vermehrter Eiweißaufnahme, aber auch bei vermehrtem Eiweißabbau und bei einer Nierenschädigung steigt er an.

Der Kreatininwert im Blut läßt Rückschlüsse auf die Funktionsfähigkeit der Nierenkörperchen zu. Kreatinin entsteht als Stoffwechselendprodukt sämtlicher Muskeltätigkeiten des Körpers. Kreatinin wird von den Nierenkörperchen aus dem Blut herausgefiltert und nicht wieder in den Blutkreislauf zurückgeführt. Steigt der Wert an, muß eine Schädigung der Glomeruli vorliegen. Die Messung des Kreatininspiegels zur Feststellung eines Nierenschadens hat den Vorteil, daß sich dieser nicht durch die Nahrungsaufnahme beeinflussen läßt.

## Was bedeutet eine Störung des Säure-Basen-Haushalts im Blut?

Die Aufrechterhaltung eines möglichst konstanten pH-Wertes im Blut ist Grundlage aller Stoffwechselprozesse des Körpers. Vor allem Nieren und Lunge sorgen für das Gleichgewicht des Säure-Basen-Haushalts im Blut und im ganzen Oranismus. Normalerweise liegt der pH-Wert des Bluts zwischen 7,35 und 7,45. Schon relativ geringe Abweichungen können zu lebensbedrohlichen Zuständen führen. Bei schwerwiegenden Nierenerkrankungen kann es zu einer Übersäuerung des Bluts kommen. Eine Übersäuerung des Organismus wird als Azidose bezeichnet.

**Die Blutgerinnung kann bei fortgeschrittenen Nierenschädigungen auch beeinträchtigt sein. Dann besteht die Gefahr von Magen-Darm-Blutungen.**

**Bei Nierenerkrankungen können der Eiweißgehalt des Bluts und die verschiedenen Bestandteile des Bluteiweißes vermehrt, vermindert oder verändert sein.**

# Was geschieht bei der Ultraschalluntersuchung?

Die Ultraschalluntersuchung oder Sonographie ist eine bildgebende Untersuchung, die Aufschluß über krankhafte Veränderungen von Organen gibt. Mit Ultraschall lassen sich die Organe beliebig oft auf einem Monitor darstellen. Im Gegensatz zu Röntgenstrahlen sind Ultraschallwellen für den Organismus ungefährlich.

### Wie funktioniert Ultraschall?

**Mit Ultraschall können die inneren Organe des Körpers auf einem Monitor sichtbar gemacht werden.**

Ober- und unterhalb des Frequenzbereichs der Schallwellen, die das menschliche Gehör wahrnimmt, gibt es weitere Schallwellen, die Menschen nicht hören können. Dazu zählt der Ultraschall. Treffen Ultraschallwellen auf Widerstand, werden sie reflektiert und gebrochen. Dies macht sich die Medizin zunutze. Von einem Sender ausgestrahlte Ultraschallwellen werden vom Körpergewebe, abhängig von dessen Zusammensetzung, in verschiedener Weise reflektiert. Die reflektierten Wellen werden wieder aufgefangen und mit Hilfe eines Computers in ein Fernsehbild umgewandelt, das auch ausgedruckt werden kann.

Flüssigkeiten reflektieren die Ultraschallwellen jedoch nicht, sie schlucken sie. Auf dem Bildschirm erscheinen mit Flüssigkeit gefüllte Gewebe, zum Beispiel die Harnblase, als schwarzer Fleck. Luftgefüllte Räume können von den Ultraschallwellen nur schlecht durchdrungen werden. Das umliegende Gewebe wird daher nicht gut genug dargestellt.

### Was kann diagnostiziert werden?

Zur Durchführung einer Ultraschalluntersuchung wird die Haut des Patienten mit einem Gel bestrichen, um die Wellen besser leiten zu können. Der Arzt führt den Schallkopf dann über das Gebiet des Körpers, das untersucht werden soll. Die inneren Organe werden auf dem Bildschirm gezeigt und können aus unterschiedlichen Blickwinkeln betrachtet werden. Die Ultraschalluntersuchung der Nieren wird meist in Bauch- oder Seitenlage des Patienten durchgeführt. Der Ultraschallkopf wird in verschiedenen Ebenen gedreht, wodurch sehr gut erkennbare Quer- und Längsschnitte der Organe sichtbar werden. Bewegungen wie die der Nieren bei der Atmung können beobachtet werden.

Die Nierensonographie erlaubt vor allem das Aufspüren von Lageanomalien und Größenunterschieden der Organe, von Fehlbildungen wie Doppelnieren und Hufeisennieren sowie von Schrumpfnieren, Tumoren und Zysten. Abflußhindernisse für den Urin im Bereich der Harnleiter und der Blase sind ebenfalls gut zu erkennen. Die Ultraschalluntersuchung ersetzt inzwischen einige Röntgenuntersuchungen. Sie ist in der Lage, früher nicht erkennbare Nierenveränderungen wie Nierenzysten und Nierensteine (Harnsäuresteine) aufzudecken, die auf dem Röntgenbild nicht zu sehen sind. Mit der Sonographie gelingt es, wassergefüllte Zysten von Tumoren zu unterscheiden. Die Untersuchungsmethode hat jedoch auch ihre Grenzen. Derzeit können Tumoren oder Zysten, die kleiner als etwa drei Millimeter sind, mit Ultraschall oft nicht festgestellt werden.

Mit Hilfe von Ultraschall werden auch kleinere Eingriffe, zum Beispiel Punktionen, durchgeführt. Das heißt, der Arzt schiebt von außen ein Instrument, die Punktionsnadel, durch eine kleine Öffnung in den Körper und überwacht sein Tun mittels der dreidimensionalen Ultraschalldarstellung. Die Überwachung von Transplantatnieren erfolgt durch Ultraschall, da abstoßungsbedingte Veränderungen schnell erkannt werden können. Neuerdings ist auch die Darstellung des Blutstroms in den Blutgefäßen durch die Sonographie möglich.

**Wenn das Ultraschallbild nicht das gewünschte Ergebnis erbringt, ist eine Röntgenuntersuchung auch bei Nierenerkrankungen unausweichlich.**

61

# Was passiert bei der Röntgenuntersuchung und Computertomographie?

Auf Röntgenuntersuchungen, zu denen auch die Computertomographie gehört, kann man trotz des Fortschritts in der Sonographie bei Nierenerkrankungen nicht verzichten. Unter Verwendung eines Kontrastmittels lassen sich Nieren, Harnleiter und Harnblase auf Röntgenbildern sehr gut darstellen. Moderne Röntgengeräte wie Computertomographen benötigen heute wesentlich weniger Röntgenstrahlen als noch vor Jahren. Wiederholte Röntgenuntersuchungen in zeitlich kürzeren Abständen sind mit Rücksicht auf die Strahlenbelastung daher ärztlich durchaus vertretbar. Jedoch gilt auch heute, daß Röntgenuntersuchungen nur aus zwingenden Gründen durchgeführt werden sollten, um den Körper nicht zusätzlich mit radioaktiver Strahlung zu belasten. Schwangere sollten zumindest in den ersten Wochen der Schwangerschaft nicht geröntgt werden.

## Wie werden die Nieren auf Röntgenbildern dargestellt?

Auf einer herkömmlichen Röntgenaufnahme sind die Umrisse der Nieren zu erkennen und können nach ihrer Größe, Form und Lage beurteilt werden. Kalkhaltige Steine in den Nieren, Harnleitern und in der Blase stellen sich deutlich dar.

Die Bildqualität der Röntgenaufnahme kann mit Hilfe des sogenannten intravenösen Ausscheidungsurogramms deutlich verbessert werden. Allerdings muß dem Patienten hierfür vor der Aufnahme ein Kontrastmittel in eine Armvene gespritzt werden. Innerhalb von etwa 20 Minuten scheiden gesunde Nieren das Kontrastmittel wieder aus. Die Ausscheidungsphase wird in einer Serie von Röntgenbildern dokumentiert. Mit dieser Methode kann

Röntgenbilder der Nieren können notwendig sein, um zum Beispiel die Funktionsfähigkeit einer Niere zu überprüfen.

die Funktionsfähigkeit der Nieren überprüft werden. Nierengewebe und ableitende Harnwege werden durch das Kontrastmittel verstärkt sichtbar und krankhafte Veränderungen besser erkennbar. Meistens werden organische Jodverbindungen als Kontrastmittel eingesetzt, die sich in den Organen anreichern.

## Was ist eine Nierenangiographie?

Bei einer Nierenangiographie werden die Blutgefäße der Nieren auf dem Röntgenbild dargestellt. Diese Untersuchungsmethode kann zum Beispiel nötig sein, wenn Verdacht auf einen Nierentumor besteht. Tumoren haben meistens viele kleine Blutgefäße und unterscheiden sich dadurch vom restlichen Nierengewebe. Bei der Nierenangiographie muß ebenfalls ein Kontrastmittel gespritzt werden, um die Blutgefäße sichtbar zu machen. Zur gezielteren Darstellung muß häufig auch ein Katheter durch die Leiste in die Beinarterie eingeführt werden, der bis zu den Nieren vorgeschoben wird. Dadurch gelangt das Kontrastmittel unmittelbar in das Gefäßsystem der zu untersuchenden Niere.

## Was versteht man unter einer Computertomographie?

Tomographie ist die Röntgenuntersuchung einer ausgewählten Schicht des Körpers. Kreisförmig angeordnete Röntgenstrahlen durchleuchten das in der Mitte des Kreises liegende Gewebe. Dabei wird die Dichte des Gewebes gemessen und mittels Computertechnik als Bild auf einen Fernsehbildschirm übertragen. Durch die Dichtemessung können bei der Computertomographie (CT) beispielsweise Zysten, Blutergüsse oder Krebsgeschwülste erkannt und genau geortet werden. Die CT stellt derzeit die beste Methode dar, Lage und Größe eines Tumors zu bestimmen.

**Wenn Sie wissen, daß Sie auf Jod allergisch reagieren, sollten Sie dies unbedingt Ihrem Arzt mitteilen. Eine starke allergische Reaktion auf jodhaltige Kontrastmittel kann zu lebensbedrohlichen Zuständen führen.**

# Was sind nuklear-medizinische Untersuchungen?

Nuklearmedizinische Untersuchungen sind Teil der Funktionsprüfung der Nieren. Die Leistungsfähigkeit oder Funktionseinschränkung beider Nieren, aber auch die eines Organs läßt sich genau messen. Dies kann zum Beispiel vor und nach chirurgischen Eingriffen wichtig sein. Durchblutungsstörungen der Nieren, die bei einer Verengung der Nierenarterie (Nierenarterienstenose) oder bei Niereninfarkten auftreten, können durch nuklearmedizinische Untersuchungen sehr gut erkannt werden. Sie eignen sich auch zur Verlaufskontrolle der Funktion von transplantierten Nieren.

Bei diesen Methoden wird dem Kranken eine geringe Menge einer radioaktiv markierten Substanz gespritzt, die vom gesunden Körper sehr schnell wieder ausgeschieden wird. Die Zerfallszeit des injizierten Stoffs ist zudem so gering, daß nach einigen Stunden im gesamten Organismus keine Radioaktivität mehr vorhanden ist. Die Strahlenbelastung ist in jedem Fall geringer als bei den meisten herkömmlichen Röntgenverfahren.

**Unter Nuklearmedizin versteht man die Funktionsdiagnostik und Abbildung von Körperorganen mit Hilfe radioaktiver Substanzen.**

## Wie funktioniert die Untersuchung?

Dem Patienten wird ein radioaktiver Stoff injiziert, der sich innerhalb kurzer Zeit im Nierengewebe anreichert und anschließend durch die Nieren ausgeschieden wird. Die Organe werden auf einem Bildschirm dargestellt. Anschließend wird die Anreicherung der Substanz im Nierengewebe und die Ausscheidung über Nierenkelche und Nierenbecken gemessen.

Reichert sich die Radioaktivität überall im Gewebe an, kann aber nicht abfließen, so ist die Funktionsfähigkeit der Nierenkörperchen und Harnkanälchen geschädigt. Dies ist auch dann der Fall, wenn sich die Radioaktivität in der Niere oder in bestimmten Nierengebieten erst gar nicht anreichern kann, weil nämlich das Gewebe nur noch schwach oder gar nicht mehr durchblutet wird. Narben und Zysten können auf diese Weise erkannt werden.

Das Ergebnis der Funktionsprüfung der Nieren wird als sogenannte Clearance-Leistung ausgedrückt. Als Clearance – dem englischen Begriff für Klärung, Reinigung – bezeichnet man die Menge Blut, die von den Nieren innerhalb einer Minute von einem bestimmten Stoff gereinigt wird.

## Wie werden die radioaktiven Substanzen im Körper gemessen?

Die klassischen zwei radioaktiv markierten Substanzen, von denen genau bekannt ist, wie sie von gesunden Nieren ausgeschieden werden, sind Jod 131 Hippuran und Chrom 51-EDTA. Jod 131 Hippuran ermittelt die Nierendurchblutung, Chrom 51-EDTA die Filtrationsleistung der Nieren.

Bei der Prüfung der Filtrationsleistung muß der Patient eine größere Menge Flüssigkeit trinken, um die maximal mögliche Nierenleistung zu erreichen. Nach 50 und nach 80 Minuten wird dem Patienten aus einer Vene Blut entnommen, da das Blut in den Venen bereits durch die Nieren gereinigt wurde.

Der Konzentrationsrückgang der Clearance-Substanz im Blut wird mit dem Gesamtabfall von Radioaktivität im ganzen Körper verglichen. Normalerweise filtern die Nieren 100 bis 120 Milliliter Primärharn pro Minute aus dem Blut. Diese sogenannte glomeruläre Filtrationsrate kann durch den Rückgang der radioaktiv markierten Substanz im Blut errechnet werden. Sinkt diese Filtrationsrate auf einen Wert von fünf bis zehn Milliliter pro Minute, muß der Patient an die künstliche Niere angeschlossen werden.

> **Vor allem zur Prüfung der Funktionsfähigkeit der Nieren werden nuklearmedizinische Untersuchungen eingesetzt.**

# Wie funktioniert die Nierenbiopsie?

Die Nierenbiopsie zählt zu den Untersuchungsmethoden, die den Patienten am meisten ängstigen. Diese Furcht ist jedoch unbegründet und erschwert sowohl dem Patienten als auch dem Arzt die Durchführung der Biopsie unnötig. Bei dem Eingriff, der auch als Nierenpunktion bezeichnet wird, handelt es sich um die Entnahme einer Gewebeprobe aus der Niere mit einer Hohlnadel. Bei zahlreichen Nierenerkrankungen kann eine eindeutige Diagnose nur durch die Nierenbiopsie gestellt werden.

### Wie wird die Biopsie durchgeführt?

Der Patient liegt in Bauchlage auf dem Untersuchungstisch – unter seinem Bauch befindet sich ein Sandsack oder Polster, wodurch die Nieren nach hinten durchgedrückt werden. Vor dem Eingriff wird die Punktionsstelle gründlich desinfiziert und der Kranke örtlich betäubt. Mit Hilfe eines Ultraschallgeräts stellt der Arzt die Lage der Nieren fest. Vorzugsweise wird die Punktion an der rechten Niere durchgeführt, weil sie tiefer unter dem hinteren unteren Rippenrand hervortritt. Die linke Niere liegt nicht nur höher, sondern auch in unmittelbarer Nachbarschaft der blutreichen Milz, wodurch sich das Risiko einer Fehlpunktion mit nachfolgender Blutung deutlich erhöht.

Auch die Einführung der Biopsienadel wird ultraschallgestützt unter Beobachtung auf dem Bildschirm durchgeführt. Die Biopsienadel wird mit hoher Geschwindigkeit in die Niere gestochen und wieder zurückgezogen, um die Gewebeprobe zu entnehmen. Diesen Vorgang übernimmt ein durch Federspannung automatisiertes Biopsiegerät. Anschließend wird die Punktionsstelle mit einem Pflaster steril abgedeckt. Aufgrund der Betäubung ist die Punktion nur wenig schmerzhaft.

Eine Nierenbiopsie sollte nur dann durchgeführt werden, wenn es für den Arzt keine andere Möglichkeit gibt, die Krankheit festzustellen beziehungsweise die Heilungschancen zu ermitteln und die geeigneten therapeutischen Schritte in die Wege zu leiten.

## Welche Risiken gibt es bei einer Punktion?

Die Gewebeentnahme stellt immer eine Verletzung des Organs dar. Eine Punktion wird daher nur durchgeführt, wenn sie unbedingt notwendig ist. Bei sachgerechter Durchführung und guter Mitarbeit des Patienten ist die Nierenpunktion ein relativ risikoarmer Eingriff.

In wenigen Fällen kann es nach der Punktion zu einer Rotverfärbung des Urins kommen. Dies deutet auf eine Blutung aus der punktierten Niere hin. Der Patient muß daher nach der Biopsie noch mindestens vier Stunden strenge Bettruhe einhalten. In dieser Zeit werden Puls, Blutdruck, Blutbild, Urin und allgemeine Befindlichkeit des Patienten gründlich kontrolliert. Er bleibt meist bis zum folgenden Tag in der Klinik, damit eine eventuelle Nachblutung sicher ausgeschlossen und die Niere noch einmal durch Ultraschall überprüft werden kann.

**Je gelassener Sie an eine Nierenbiopsie herangehen, um so unkomplizierter wird auch der eigentliche Eingriff.**

## Was geschieht mit dem entnommenen Gewebe?

Nach der Punktion muß das Gewebe sofort in eine Fixierlösung gebracht beziehungsweise für spezielle Untersuchungen tiefgefroren werden. In der Regel sind bei der Nierendiagnostik drei verschiedene Untersuchungsmethoden erforderlich: die Überpüfung des Gewebes unter dem Lichtmikroskop, die immunhistologische Untersuchung sowie die Elektronenmikroskopie. Die Zellen des entnommenen Gewebeteilchens werden dabei auf die vorliegenden Veränderungen untersucht. Zum Beispiel ist die Nierenpunktion häufig zur Erkennung einer Glomerulonephritis, der Entzündung der Nierenkörperchen, notwendig.

Das Ergebnis der Laboruntersuchungen des Gewebeteilchens gibt sowohl Aufschluß über den bisherigen Krankheitsverlauf, über die genaue Zuordnung der Erkrankung, die geeignete Behandlung als auch über die Heilungschancen.

**Die Biopsie von transplantierten Nieren nimmt einen besonderen diagnostischen Stellenwert ein, denn Funktionsstörungen des Transplantats können sehr vielfältige Ursachen haben.**

# Wie werden Nierensteine behandelt?

Patienten mit Nierensteinen leben häufig in Angst vor einer Operation zur Steinentfernung. Diese Furcht ist heutzutage nur noch in den seltensten Fällen begründet. Die meisten Steine können nämlich auf anderem als operativem Weg entfernt werden.

### Was kann gegen kleinere Nierensteine unternommen werden?

Die Wahl der Behandlungsmethode ist abhängig von Art, Lage, Form, Größe und Zahl der vorhandenen Nierensteine. Im einfachsten Fall kann ein kleiner Nierenstein, der bei seiner Wanderung durch den Harnleiter die typische Nierenkolik hervorruft, mit Injektionen und Einnahme von krampf- und schmerzlindernden Medikamenten behandelt werden. Der verkrampfte Harnleiter wird durch die Medikamente weitgestellt, und der Nierenstein kann durch eine vermehrte Harnausscheidung ausgeschwemmt werden. Der Patient muß bei einer Steinaustreibung täglich zwischen zwei und drei Liter trinken. Die Flüssigkeitsaufnahme sollte gleichmäßig über den ganzen Tag verteilt sein.

Ist der Stein innerhalb von 14 Tagen nicht abgegangen, muß mit instrumentellen Methoden versucht werden, ihn zu entfernen. Hierfür stehen verschiedene Methoden zur Verfügung, zum Beispiel das Einführen einer Schlinge in den Harnleiter mit Hilfe der Blasenspiegelung oder Zystoskopie. Der Stein wird mit der Schlinge langsam in die Harnblase gezogen, von wo er meist spontan mit dem Urin ausgeschieden wird.

Bei wenigen Steinarten ist es möglich, durch Einnahme von Medikamenten die Steinbildung zu unterbinden. Dazu zählen Harnsäuresteine, die nach ihrer Entstehung wieder aufgelöst werden können, indem der Säurewert des Urins medikamentös in den alkalischen Bereich ge-

**Es gibt viele Methoden zur Entfernung von Nierensteinen. Ein chirurgischer Eingriff ist nur in seltenen Fällen notwendig.**

**Bei dem Versuch, kleinere Steine mit Hilfe größerer Trinkmengen aus dem Körper zu spülen, müssen Sie Ihren Urin immer durch ein in der Apotheke erhältliches Sieb abfließen lassen. Der Stein muß aufgefangen werden, damit seine chemische Zusammensetzung festgestellt werden kann.**

bracht wird. Der Bildung von Kalzium-Oxalat- und Kalzium-Phosphat-Steinen kann bislang nur durch die Einnahme von Medikamenten und die Einhaltung einer bestimmten Diät vorgebeugt werden.

## Was versteht man unter extrakorporaler Stoßwellenlithotripsie?

Die extrakorporale Stoßwellenlithotripsie (ESWL), die der Medizin seit 1980 zur Verfügung steht, ist eine Methode der berührungsfreien Steinzertrümmerung. Hierunter versteht man die Zerstörung von Nieren- und Harnsteinen durch Stoßwellen, die außerhalb des Körpers erzeugt werden. Die Stoßwellen dringen von verschiedenen Seiten ohne Schädigung des Gewebes in das Körperinnere ein und treffen sich genau an der Stelle, wo sich der Stein befindet. Die Energie, die durch die Stoßwellen in dem Stein frei wird, bringt diesen zum Zerfall. Die staub- bis zentimetergroßen Steintrümmer gehen häufig mit kolikartigen Beschwerden ab.

## Welche anderen Methoden gibt es?

Leider gibt es auch Fälle, in denen die Steine in den Nieren so groß sind, daß Nierenbecken und Harnleiter regelrecht ausgemauert sind. Man spricht dann von einem Hirschgeweih-Konkrement. Auch wenn der Stein von außen zerstört werden könnte, wären die Steintrümmer nicht abgangsfähig. Von der Flanke her wird in diesem Fall ein Stichkanal bis zur Niere gelegt. Durch diesen Kanal wird der Stein mit Hilfe von Ultraschallwellen zertrümmert, und die Reste werden abgesaugt.

Eine Verfeinerung dieser Methode stellt die Ureterolitholapaxie dar. Ein Katheter, an dessen Spitze sich ein Ultraschallkopf befindet, wird in den Harnleiter eingeführt, bis er den Stein berührt. Dieser wird dann zertrümmert.

**Auch die Austreibung von kleineren Steinen sollte nur unter ärztlicher Kontrolle erfolgen. Bei Beschwerden oder Fieber müssen Sie in jedem Fall Ihren Arzt aufsuchen.**

# Was versteht man unter Nierenfistel und Nierenbecken-abgangsplastik?

Eine Nierenfistel ist nichts anderes als ein Kanal, der von außen durch die Haut zur Niere gelegt wird. Der Kanal kann verschiedene Funktionen haben, zum Beispiel kann ein Gerät zur Spiegelung des Nierenbeckens eingeführt werden oder aber über einen Katheter Urin nach außen geleitet werden. Unter einer Nierenbeckenabgangsplastik versteht man einen chirurgischen Eingriff, bei dem eine Enge zwischen Nierenbecken und Harnleiter beseitigt wird.

### Wann ist die Anlage einer Nierenfistel notwendig?

Über eine Nierenfistel kann Urin vom Nierenbecken nach außen geleitet werden. Durch diesen Stichkanal können aber auch Harnsteine entfernt werden.

Noch einmal zur Vergegenwärtigung: Die Hauptaufgabe der Nieren ist die Bildung des Urins. Der Urin gelangt über die ableitenden Harnwege nach außen. Das ableitende Harnwegsystem beginnt mit dem Nierenbeckenkelchsystem. Das Nierenbecken tritt in die Harnleiter über, die in die Harnblase münden. Die Ausscheidung aus der Harnblase in die Harnröhre erfolgt durch kräftiges Zusammenziehen der muskulösen Harnblasenwand. Fließt der Urin aus einer oder beiden Nieren nicht ab, kann es zu einem akuten Nierenversagen kommen.

Die häufigste Ursache für ein Abflußhindernis des Urins sind Steine im ableitenden Harnwegsystem, aber auch Tumoren. Nach Operationen kann der Harnabfluß zur Blase ebenfalls unterbrochen sein. Zur Sicherung der Urinableitung ist in diesen Fällen vorübergehend die Anlage einer Nierenfistel erforderlich.

Unter örtlicher Betäubung wird in der Flankengegend über der gestauten Niere eine Punktionsstelle vorbereitet. Mit Hilfe einer Hohlnadel wird ein etwa 1,5 Millimeter dünner Katheter von der Haut aus zur Niere und

durch das Nierengewebe bis zum Nierenbecken vorgeschoben. Dieser Vorgang wird durch Ultraschall gesteuert. Über den Katheter wird der Urin nach außen ab-
geleitet. Sobald sich der Patient von den Folgen der
Harnabflußstörungen erholt hat, wird das Abflußhindernis beseitigt.

## Wann wird eine Nierenbeckenabgangsplastik durchgeführt?

Wenn der Übergang zwischen Nierenbecken und Harnleiter so stark verengt ist, daß sich der Urin im Nierenbecken staut, ist ein chirurgischer Eingriff mit Anlage einer Abgangsplastik notwendig. Während der Operation
wird die enge Stelle zwischen Harnleiter und Nierenbekken sowie ein Teil des durch den gestauten Urin gewei-
teten Nierenbeckens entfernt. Daraufhin wird der Harnleiter an der tiefsten Stelle an das Nierenbecken genäht.

Bis vor kurzem mußte zum Schutz der Operationswunde vor einem eventuellen Aufstau des Urins bei der
Nierenbeckenabgangsplastik eine Nierenfistel angelegt
werden. Dies ist neuerdings nicht immer erforderlich. In
vielen Fällen genügt es, durch die Blase einen Katheter
in den Harnleiter einzuführen, der bis in das Nierenbekken reicht. Durch diesen sogenannten Stent kann der
Urin auf mehr oder weniger normalem Weg abfließen.
Nach Ausheilung der Operationswunde wird der Katheter mittels Blasenspiegelung wiederum durch die Harnblase entfernt.

Wie schon das häufige Vorkommen von Blasenentzündungen zeigt, ist das Harnwegsystem sehr anfällig
gegen bakterielle Infektionen. Operationswunden in diesem Bereich müssen daher sorgfältig durch die Verabreichung von Antibiotika gegen Krankheitserreger geschützt
werden. Andernfalls können schwerwiegende Komplikationen auftreten, die das Operationsergebnis gefährden.

**Eine Nierenbecken-
abgangsplastik wird
bei angeborenen oder
erworbenen Ver-
engungen zwischen
Nierenbecken und
Harnleiter durch-
geführt, die zur Auf-
stauung des Urins
führen.**

# Wann muß eine Niere entfernt werden?

Eine Niere wird selten operativ entfernt. Auch wenn sie funktionslos ist, wird sie häufig im Körper belassen. Nur wenn sie den Bluthochdruck fördert, Herd von Infektionen ist oder von Krebs befallen wurde, muß sie in jedem Fall entnommen werden.

### Welche Krankheiten können zu Entfernung der Niere führen?

Die Entfernung einer Niere, unter Umständen zusammen mit dem Harnleiter bis hin zur Blase, kommt in Frage bei Nierenbecken- und Harnleitertumoren sowie bei Nieren, die durch Entzündungen zerstört sind. Dies kann zum Beispiel bei einer Tuberkulose der Fall sein oder bei einer Pyelonephritis, wenn eitergefüllte Höhlen die Niere durchziehen.

Vor der Entfernung einer Niere wird mittels nuklearmedizinischen Methoden geprüft, wie groß die Funktionsfähigkeit der betroffenen Niere noch ist. Gegebenenfalls kann ein Teil der Niere erhalten werden. Nur der zerstörte Abschnitt wird in diesem Fall entfernt. Liegt die Funktion der Niere unter 10 Prozent der altersentsprechenden Norm, ist die Erhaltung der Niere nicht sinnvoll. Dies gilt vor allem für ein- oder beidseitige Schrumpfnieren, weil bei ihnen das Risiko einer bösartigen Entartung und Tumorbildung um das Zehnfache erhöht ist. Darüber hinaus sind solche Schrumpfnieren in hohem Maße für den Bluthochdruck verantwortlich.

Auch bei den vererblichen Zystennieren kann die Entfernung erforderlich werden. Sie können eine derartige Größe erreichen, daß der gesamte Bauchraum ausgefüllt wird und schwere Beeinträchtigungen von Nahrungsaufnahme und Darmtätigkeit auftreten. Zudem wäre bei einer Nierentransplantation zuwenig Raum für das Spenderorgan vorhanden.

Funktionslose Nieren werden nicht in jedem Fall entfernt, es sei denn, sie stellen zum Beispiel als Infektionsherd eine Gefahr für die verbleibende Niere oder den gesamten Organismus dar.

Eine besondere Situation tritt nach einer mißlungenen Nierentransplantation ein. In Fällen, in denen das übertragene Organ von Beginn an nicht richtig funktioniert oder nach Jahren allmählich seine Funktion einstellt, ist eine Entfernung der Spenderniere, die sogenannte Transplantat-Nephrektomie, häufig unumgänglich. Auch bei relativer Funktionslosigkeit ist die übertragene Niere meist erstaunlich gut durchblutet. Beim Versuch, das Organ zu entfernen, ergeben sich durch feste Verwachsungen mit dem umgebenden Gewebe oft schwer zu stillende Blutungen.

## Wie wird die Niere entfernt?

Die operative Entfernung einer Niere wird fachmedizinisch als Nephrektomie bezeichnet. Die klassische Nephrektomie erfolgt unter Vollnarkose über einen etwa 10 bis 15 Zentimeter langen Schnitt. Ist die Niere von Krebs befallen, wird meistens der Zugangsweg an der Vorderseite des Bauchs gewählt, um zu erkennen, ob der Tumor bereits umliegende Lymphknoten befallen hat und um diese, wenn nötig, mit zu entfernen. Während der Operation kann gleichzeitig eine Bestrahlung durchgeführt werden, um eventuell abgelöste Krebszellen zu vernichten.

## Wie gestaltet sich das Leben mit einer Niere?

Die verbleibende Niere kann, wenn sie gesund ist, sämtliche Funktionen des entfernten Organs übernehmen. Sie vergrößert sich ein wenig, um ihrer Aufgabe gerecht zu werden, doch dies beeinflußt ihre Funktionsfähigkeit nicht. Menschen mit einer Niere brauchen somit keinerlei Einschränkungen ihrer Lebensqualität zu befürchten. Natürlich sollten sie aber schon darauf achten, Verhaltensweisen zu vermeiden, die zu einer Schädigung der Niere führen können.

**Vergessen Sie nicht, regelmäßige Kontrolluntersuchungen durchführen zu lassen, wenn Sie nur eine Niere besitzen.**

# Wie funktioniert die Dialyse und wann ist sie nötig?

Das Dialysegerät, das auch künstliche Niere genannt wird, übernimmt beim Funktionsausfall der Nieren die Aufgaben der Organe und befreit das Blut von den Giftstoffen, die vom gesunden Organismus mit dem Urin ausgeschieden werden. Leider kann die Dialyse nicht alle Aufgaben der natürlichen Nieren übernehmen – die Produktion von Hormonen bleibt aus.

### In welchen Fällen ist die Dialyse notwendig?

**Die Niere ist bislang das einzige Organ, das durch ein Gerät künstlich ersetzt werden kann.**

Einige Nierenerkrankungen können einen chronischen Verlauf nehmen und mit einem völligen Versagen der Nierenfunktion enden. Das Nierengewebe vernarbt dabei, wird kleiner und kann seinen Aufgaben nicht länger gerecht werden. Es entsteht die Schrumpfniere.

Die zunehmende Einschränkung der Nierenfunktionen führt zu einer Anreicherung der harnpflichtigen Substanzen, was zu einer langsamen Vergiftung des Körpers führen würde. Bei einem vollständigen Funktionsausfall der Nieren treten ohne Behandlung innerhalb weniger Tage vielfältige Komplikationen auf, die den Patienten in einem Koma sterben lassen. Der Einsatz der künstlichen Niere ist in diesem Fall unausweichlich, um den lebensbedrohlichen Zustand abzuwenden. In Deutschland lebten 1995 etwa 40 000 Menschen, die sich der Dialyse unterziehen mußten, zum Teil seit mehr als 20 Jahren.

### Wie funktioniert die Dialyse?

Die Dialyse wird fachmedizinisch als Hämodialyse, zu deutsch gleichbedeutend mit Blutwäsche, bezeichnet. Es gibt zwei Arten von Dialyse: Bei der extrakorporalen Hämodialyse muß der Patient an ein Gerät angeschlossen werden, bei der Peritonealdialyse oder intrakorpora-

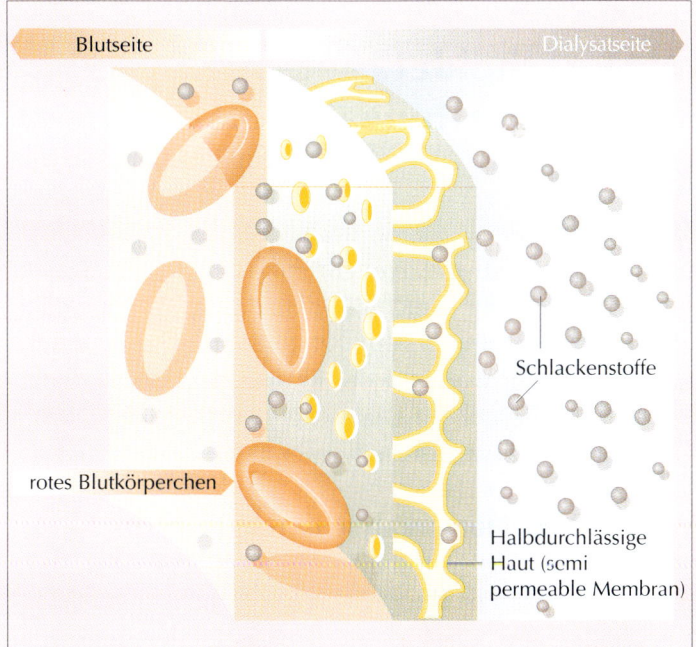

Blutseite

Dialysatseite

Schlackenstoffe

rotes Blutkörperchen

Halbdurchlässige
Haut (semi
permeable Membran)

*Die Poren der Membran bei der Dialyse sind gerade so groß, daß die harnpflichtigen Substanzen sowie Salze hindurchgelassen werden. Blutkörperchen und Krankheitserreger sind jedoch zu groß, um hindurchtreten zu können.*

len Hämodialyse dient das Bauchfell zur Blutwäsche. Die extrakorporale Hämodialyse, die im Folgenden nur als Hämodialyse bezeichnet wird, ist die am häufigsten angewendete Dialyseform sowohl in Kliniken und ambulanten Zentren als auch zu Hause.

Das Prinzip der künstlichen Niere ist denkbar einfach. An einer sterilen Filtermembran strömen auf der einen Seite das Blut mit den harnpflichtigen Substanzen, auf der anderen Seite eine spezielle Waschlösung, das sogenannte Dialysat, aneinander vorbei.

Das Dialysat löst die harnpflichtigen Substanzen aus dem Blut. Sie treten während des Dialysevorgangs in die Waschlösung über, die nach der Dialyse nicht mehr benutzt werden kann. Die Zusammensetzung des Dialysats entspricht der Zusammensetzung des Bluts, so daß über die Spüllösung dem Patienten auch Stoffe zugeführt werden können, die dem Körper fehlen, zum Beispiel Zukker, Bikarbonat oder Spurenelemente.

# Was unterscheidet Hämo- von Peritoneal- dialyse?

Während bei der Hämodialyse die Entgiftung des Blutes außerhalb des Körpers im Dialysegerät vor sich geht, finden bei der Peritonealdialyse die Austauschvorgänge zur Entgiftung und Entwässerung innerhalb des Bauchraums statt. Die Peritonealdialyse kann selbständig vom Patienten zu Hause durchgeführt werden, während der Kranke bei der Hämodialyse auf den Besuch im Dialysezentrum angewiesen ist – es sei denn, er kann ein Dialysegerät zu Hause betreiben.

### Wie wird die Hämodialyse durchgeführt?

Damit der Patient regelmäßig die künstliche Niere nutzen kann, bedarf es einer Anschlußmöglichkeit an geeignete Blutgefäße, die das Blut in das Dialysegerät und wieder zurück in den Körper strömen läßt. Aus diesem Grund wird spätestens vier bis sechs Wochen vor Dialysebeginn in einem chirurgischen Eingriff ein sogenannter Shunt, das ist das englische Wort für Kurzschluß, gelegt. Hierbei wird die Pulsschlagader am Unterarm durch eine gefäßchirurgische Operation mit einer benachbar-

*Bei der schematischen Darstellung der Hämodialyse ist besonders der Shunt am Unterarm zu erkennen, eine gefäßchirurgisch hergestellte Verbindung zwischen Pulsschlagader und einer Vene. Die Kanülen für die Blutwäsche werden weiter oben am Unterarm an die Shunt-Vene angeschlossen.*

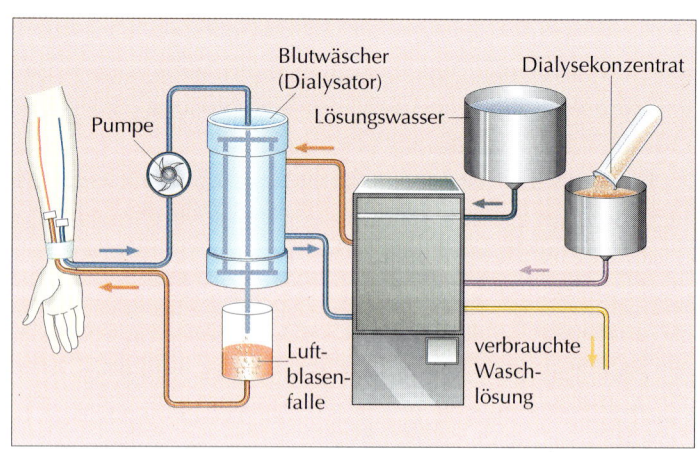

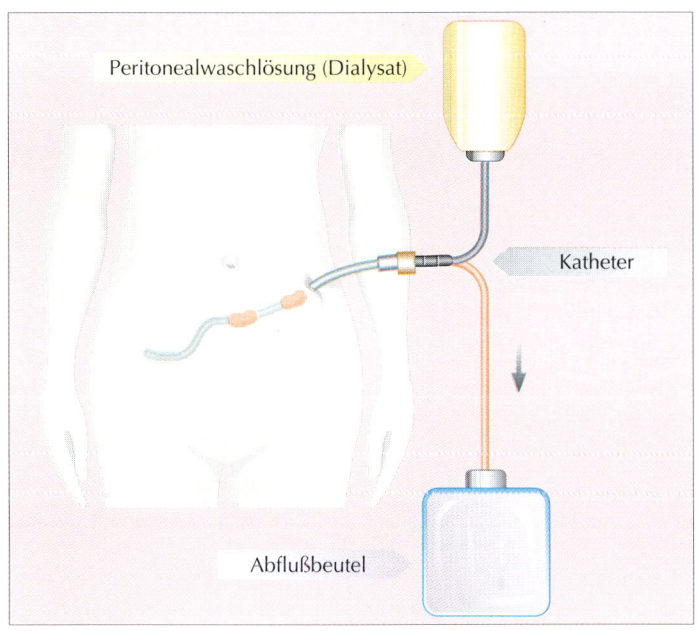

Peritonealwaschlösung (Dialysat)

Katheter

Abflußbeutel

*Das Bauchfell dient bei der Peritonealdialyse als Membran, durch die Giftstoffe mit einer Dialyselösung aus dem Blut gefiltert werden. Die Waschlösung fließt durch einen Katheter in die Bauchhöhle , verbleibt dort zum Austausch meist mehrere Stunden und fließt dann wieder zurück in einen Abflußbeutel.*

ten Vene verbunden. Durch das einströmende arterielle Blut in die Shunt-Vene füllt sich diese auf. Für jede Dialyse müssen zwei Kanülen an die Shunt-Vene angeschlossen werden, um den Kreislauf des Blutes zur Maschine und zurück zu ermöglichen. Innerhalb von drei bis fünf Stunden fließen über den Shunt 40 bis 60 Liter Blut zur künstlichen Niere und werden dort entgiftet.

## Wie verläuft die Peritonealdialyse?

Als Dialysemembran bei der Peritonealdialyse dient das Bauchfell, das Peritoneum, das sämtliche Bauchorgane umhüllt und die Bauchhöhle auskleidet. Die Dialyselösung wird über einen Katheter in die Bauchhöhle eingelassen und nimmt dort die Giftstoffe auf. Drei- bis fünfmal täglich werden etwa zwei Liter sterile Dialyselösung in die Bauchhöhle eingebracht und nach einer Verweildauer von vier bis acht Stunden wieder abgelassen.

**Die Peritonealdialyse ist für die Betroffenen recht aufwendig, da der Wechsel der Dialyselösung Tag für Tag vorgenommen werden muß. Daher wurden halbautomatische Wechsler, sogenannte Cycler, entwickelt, die einen Spüllösungswechsel während der Nacht ermöglichen.**

# Was sind Vor- und Nachteile der Hämo- und Peritonealdialyse?

Der Hauptvorteil der Peritonealdialyse liegt in jedem Fall darin, daß sie als sogenannte CAPD (Chronisch Ambulante Peritonealdialyse) selbständig vom Patienten und unabhängig vom Dialysezentrum durchgeführt werden kann. Die Hämodialyse muß – falls der Patient nicht ein Heimdialysegerät zu Hause betreiben kann – im Dialysezentrum durchgeführt werden. Positiv dabei ist, daß die Hämodialyse unter ärztlicher Kontrolle stattfindet, eintretende Komplikationen somit schnell erkannt und behoben werden können.

### Welche Komplikationen können bei der Hämodialyse auftreten?

In der Regel muß bei einem chronischen Nierenversagen dreimal wöchentlich eine Hämodialyse durchgeführt werden. Dies erfordert eine strenge Wochenplanung. Die Behandlung dauert ungefähr vier Stunden.

Eine überaus belastende Komplikation ist ein Verschluß der Shunt-Gefäße, der meist eine operative Korrektur erforderlich macht. Nach dem chirurgischen Eingriff muß längere Zeit gewartet werden, bis der neue Shunt voll funktionsfähig ist. Während dieser Zeit müssen andere Venen des Körpers punktiert werden, um einen Anschluß an die künstliche Niere herzustellen.

Eine weitere gefürchtete Komplikation besteht in einer Infektion der Shunt-Vene, da diese dreimal wöchentlich punktiert werden muß. Der Patient muß unbedingt auf eine sorgfältige Körperhygiene achten. Die Punktionsstellen müssen immer mit einem sterilen Pflasterverband abgedeckt sein, der Verbandswechsel muß immer steril und mit sauberen, desinfizierten Händen erfolgen.

Kommt es wenige Stunden nach Behandlungsende zu Blutungen aus der Punktionsstelle, besteht kein Grund zur

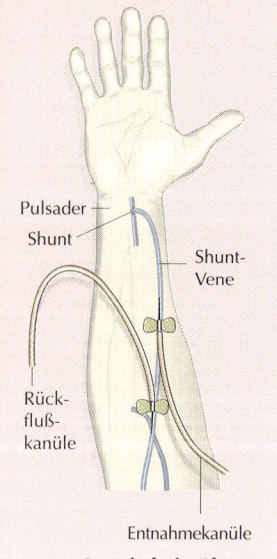

Pulsader

Shunt

Shunt-Vene

Rück-fluß-kanüle

Entnahmekanüle

*So wird ein Shunt gelegt.*

78

Panik. Die Blutung kann durch einfaches Abdrücken der Einstichstelle nach einiger Zeit zum Stillstand gebracht werden. Grund für die Nachblutung kann eine verzögerte Blutgerinnung sein, da während der Dialyse Heparin gegeben wird, um die Blutgerinnung zu hemmen.

## Welche Probleme kann es bei der Peritonealdialyse geben?

Der Dialysevorgang im Bauchraum setzt eine absolut sterile Durchführung voraus, da sonst eine lebensgefährliche Bauchfellentzündung (Peritonitis) droht. Ursache der Infektion ist in den meisten Fällen eine Entzündung der Kathetereintrittsstelle in die Bauchhaut. Von der Eintrittsstelle des Katheters wandern die Krankheitserreger weiter in die Bauchhöhle. Dies bezeichnet man als Tunnelinfektion. Zu „technischen" Problemen kann es kommen, wenn die Katheteröffnung innerhalb des Bauchraums verlegt ist und der Ein- und Auslauf der Spüllösung nicht oder nur unzureichend funktioniert.

Nabel- oder auch Leistenbrüche können sich verstärken oder erstmals auftreten. Die bis zu zwei Liter Dialysat, mit denen der Bauchraum gefüllt wird, beanspruchen Platz und üben Druck auf die Leistengegend aus. Die Flüssigkeitsvermehrung im Bauchraum kann darüber hinaus die Wirbelsäule belasten.

Nach einer schweren Bauchfellentzündung kann sich die Austauschfähigkeit des Bauchfells so vermindern, daß eine Peritonealdialyse nicht oder nicht länger möglich ist. Ausweichmöglichkeit ist in diesem Fall die Hämodialyse. Bei entzündlichen Darmerkrankungen sowie bei großen Zystennieren kann eine Peritonealdialyse ebenfalls nicht durchgeführt werden.

Einige Patienten empfinden den etwa 15 Zentimeter langen Katheter als so störend, daß sie die Peritonealdialyse von vornherein ablehnen.

**Befolgen Sie in jedem Fall die Hygienevorschriften Ihres Arztes! Vor allem Shunt-Vene und Peritonealkatheter müssen immer steril sein, um Infektionen zu vermeiden.**

# Welche körperlichen und psychischen Folgen hat die Dialyse?

Das Ziel ärztlicher Bemühungen ist es, die Zeit während und nach der Dialyse für den Patienten möglichst beschwerdefrei zu gestalten. Trotz technisch ausgereifter Dialysegeräte ist dies leider nicht immer möglich. Die Dialyse stellt für den Patienten zudem eine große seelische Belastung dar, da er weiß, daß er ohne die Behandlung nicht überlebensfähig ist.

### Welche körperlichen Beschwerden treten auf?

Die Dialysen müssen dem Organismus während der Behandlungszeit Giftstoffe und Wasser in gleicher Menge entziehen, die sonst von gesunden Nieren kontinuierlich entfernt werden. Folge dieser Behandlungen sind häufig Abgeschlagenheit und Kopfschmerzen. Gelegentlich treten auch Übelkeit und Erbrechen auf. Da bei der Dialyse dem Körper auch Flüssigkeit entzogen wird, verringert sich die Blutmenge. Daher kommt es oft zu einem Blutdruckabfall. Der Kreislauf muß sich erst an das geänderte Blutvolumen anpassen. Da dies nicht sofort gelingt, sackt der Blutdruck ab. Viele Patienten leiden zwischen den Behandlungen unter Durst, Müdigkeit, Kopfschmerzen, Schlafstörungen oder unter Juckreiz und Taubheitsgefühlen in Beinen und Füßen.

### Warum erhöht sich für Dialysepatienten das Hepatitis-Risiko?

Die Virus-Hepatitis ist eine Leberentzündung, die meist mit einer Gelbsucht einhergeht. Sie wird häufig durch infiziertes Blut bei Bluttransfusionen übertragen. Unvorhersehbare Blutverluste, zum Beispiel bei Magen-Darm-Blutungen oder Shunt-Operationen, sind bei Dialysepatienten relativ häufig und bedürfen der Transfusion. Damit steigt das Hepatitis-Risiko. Nur gegen die Hepatitis-

**Wie gut ein Patient mit der Dialyse zurechtkommt, hängt ganz wesentlich vom Grad der Zuwendung ab, die er in seinem privaten Umfeld erfährt.**

formen A und B gibt es eine Schutzimpfung, gegen die Formen C und D existiert leider bisher keine Vorbeugungsmaßnahme. Für Menschen, die mit dem Blut eines Hepatitiskranken in enge Berührung kommen oder mit ihm Geschlechtsverkehr haben, besteht ebenfalls ein Ansteckungsrisiko. Deshalb ist es wichtig, den Partner sowie Ärzte und Krankenschwestern über die Erkrankung zu informieren.

## Welchen psychischen Streß löst eine Dauer-Dialyse aus?

Die ständige Abhängigkeit von der Dialyse empfinden viele Patienten als eine Einschränkung ihres Lebens. Zu Beginn der Behandlung sind die meisten euphorisch, da sich ihr Gesundheitszustand plötzlich bessert. Doch nach kurzer Zeit durchlaufen viele eine depressive Phase, die sich entweder in Passivität und Antriebsarmut oder aber in Abwehr und aggressivem Verhalten äußern kann. Die meisten Patienten erlangen aber spätestens nach drei bis vier Monaten ihre innerliche Stabilität wieder zurück.

## Für wen bietet sich eine Heimdialyse an?

Eine Heimdialyse kann dazu beitragen, das Leben des Patienten zu erleichtern. Sowohl Hämo- als auch Peritonealdialyse können zu Hause durchgeführt werden. Für die Hämodialyse ist jedoch ein verläßlicher Partner erforderlich, der nicht nur die Bedienung des Geräts übernehmen und den Patienten punktieren kann, sondern auch kritische Situationen meistert. In Dialysezentren werden Kurse zur Ausbildung in der Heim-Hämodialyse angeboten. Bei der Peritonealdialyse stellt die Katheterpflege hohe Anforderungen an den Patienten. Es ist sehr wichtig, daß der Katheter immer steril bleibt, damit es nicht zu Infektionen des Bauchfells kommt.

**Unter Umständen schafft die Dialysebehandlung ein bisher nicht gekanntes Abhängigkeitsgefühl gegenüber dem Lebenspartner. Manche Patienten kommen schwer damit klar.**

**Bei Problemen ist das Dialyseteam immer ansprechbar. Es kann mit seiner langjährigen Erfahrung in den meisten Fällen Hilfestellung geben.**

# Was ist eine Nierentransplantation?

Neben der Dialyse steht als weitere Therapiemöglichkeit beim Nierenversagen die Verpflanzung der gesunden Niere eines Spenders in den Körper des Kranken zur Verfügung. Eine Organverpflanzung von Tieren auf den Menschen ist bisher nicht möglich, da das Organ vom körpereigenen Immunsystem sofort als fremd erkannt und abgestoßen wird. Nieren können entweder von gerade Verstorbenen oder von engen Blutsverwandten auf den Kranken übertragen werden. In den meisten Fällen sind Spender und Empfänger jedoch nicht verwandt. Durch komplizierte und aufwendige Tests muß herausgefunden werden, ob sie gemeinsame Gewebemerkmale besitzen, damit das Organ nicht sofort nach der Verpflanzung wieder abgestoßen wird.

**Falls Sie nach Ihrem Tod Organspender werden wollen, sollten Sie sich einen Spenderausweis besorgen, den Sie ständig mit sich führen. So können im Todesfall rechtzeitig die Organe entnommen werden, die vielleicht einem anderen Menschen das Leben retten.**

Die Gewebedaten aller vorhandenen Empfänger sind in dem Computerzentrum Eurotransplant im niederländischen Leiden gespeichert, um zum einen die passende Niere für einen Kranken zu finden und zum anderen eine Übersicht über die potentiellen Empfänger zu haben. Wird irgendwo in Deutschland, Belgien, Luxemburg oder den Niederlanden eine Leichenniere entnommen, sucht der Zentralcomputer den Empfänger heraus, der am besten geeignet ist, das heißt dessen Gewebedaten die größte Übereinstimmung mit denen des Toten aufweisen. Eurotransplant veranlaßt anschließend, daß das Organ den ermittelten Dialysepatienten erreicht. Die Transplantation muß innerhalb von 48 Stunden erfolgen. Anfang 1995 lebten in Deutschland 14 918 Menschen mit einer funktionierenden Spenderniere.

## Was sind die Voraussetzungen?

Eine Lebend-Nierenspende wird in Deutschland nur zwischen Verwandten ersten Grades, das heißt zwischen Eltern und Kindern oder zwischen Geschwistern durchgeführt. Käuflich angebotene Spenderorgane werden in keinem Fall verpflanzt. Dem Mangel an Spendernieren ist es zuzuschreiben, daß überhaupt ein Markt für den Handel mit Organen existiert. Wenn der Verstorbene seinen Willen zur Organentnahme vor seinem Tod nicht schriftlich festgehalten hat, muß die Erlaubnis der Angehörigen eingeholt werden. In einem Großteil der Fälle erteilen die Angehörigen keine Einwilligung. Die Organentnahme war in Deutschland 1995 noch nicht gesetzlich geregelt; ein entsprechendes Gesetz ist jedoch in Vorbereitung.

Voraussetzung für die Organentnahme ist der Hirntod, das heißt der unwiderrufliche Stillstand aller Gehirnfunktionen. Dieser kann mit Hilfe von Apparaten einwandfrei gemessen werden. Der Hirntod muß von Ärzten festgestellt werden, die nicht an der Transplantation beteiligt sind.

Nach Eintritt des Hirntods sind Herz, Leber, Lunge und Niere noch für kurze Zeit lebensfähig, so daß sie verpflanzt werden können. Grundsätzlich kann jeder Mensch im Alter zwischen vier und siebzig Jahren ohne chronische oder übertragbare Erkrankung seine Organe für eine Transplantation spenden.

## Wie wird die neue Niere eingepflanzt?

Die Transplantatniere wird nicht an der Stelle des kranken Organs, sondern in die rechte oder linke Leistenbeuge eingesetzt. Grund dafür ist, daß sich die Operation sonst zu schwierig gestalten würde. Außerdem befinden sich hier die großen Blutgefäße und die Harnblase in allernächster Nähe.

Ein weiterer Vorteil liegt darin, daß die verpflanzte Niere bei Untersuchungen – zum Beispiel mit Ultraschall – sehr leicht zugänglich ist. Die funktionslosen eigenen Nieren werden zudem nur entfernt, wenn sie den Organismus nachhaltig schädigen, zum Beispiel zu hohem Blutdruck beitragen.

**Die Bereitschaft zur Organspende ist in Deutschland leider nur gering. Gründe dafür sind unter anderem die ungeregelte Rechtslage und abschreckende Berichte über den internationalen Organhandel.**

# Was passiert nach der Transplantation?

Eine Nierentransplantation ist eine große Operation mit hohem organisatorischem Aufwand. Daher ist es selbstverständlich, daß der Patient nach der Organverpflanzung auf die Intensivstation verlegt wird, wo er einige Tage unter ständiger Beobachtung bleiben muß. Dort kontrolliert man in regelmäßigen Abständen Pulsfrequenz, Blutdruck, Temperatur, Gewicht sowie die Operationswunde. Über einen Tropf werden dem frisch Operierten Medikamente, Flüssigkeit und lebenswichtige Stoffe wie Salze und Mineralstoffe sowie die ausreichende Menge an Kalorien zugeführt.

### Wie arbeitet die neue Niere?

In der Regel nimmt die verpflanzte Niere im Anschluß an die Operation noch nicht sofort ihre volle Funktion auf. Das Organ benötigt nach der Transplantation eine

*Bei einer Nierentransplantation wird das Spenderorgan im Bereich der rechten oder linken Leiste umgedreht eingepflanzt. Dies erleichtert den Anschluß an die Gefäße. Über den verkürzten Harnleiter wird die Verbindung zur Harnblase hergestellt.*

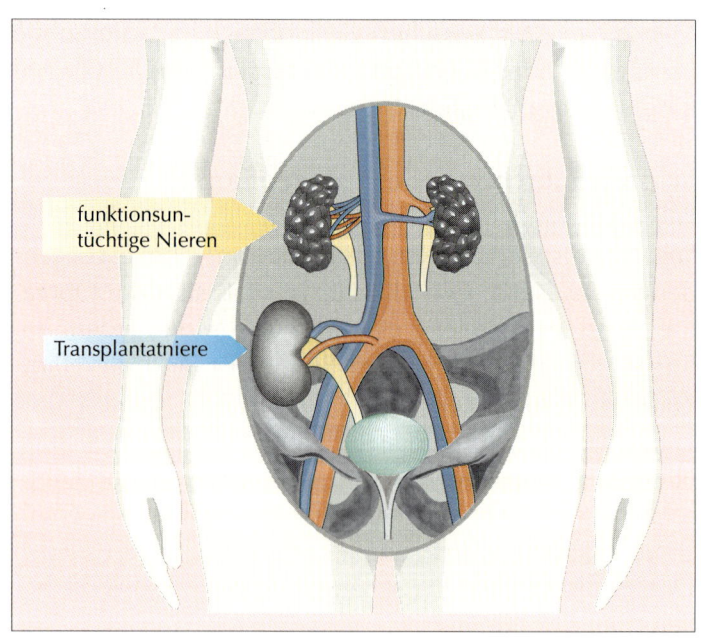

funktionsuntüchtige Nieren

Transplantatniere

gewisse Regenerationszeit, die bis zu vier Wochen dauern kann. In der Zwischenzeit sind weitere Dialysebehandlungen notwendig. Nur in etwa der Hälfte der Fälle kommt es sofort zu einer genügenden Urinausscheidung, die den Körper ausreichend entgiftet. In seltenen Fällen nimmt die transplantierte Niere ihre Funktion nicht auf und muß wieder entfernt werden.

Grundsätzlich wehrt sich jeder Organismus gegen die Übertragung von fremdem Gewebe. Da die transplantierte Niere kein körpereigenes Gewebe ist, sondern vom Körper als fremd erkannt wird, kommt es zu Abstoßungsreaktionen. Die Abstoßungsbereitschaft wird geringer, je länger die Transplantation zurückliegt. Indizien einer beginnenden Abstoßung sind Anzeichen einer Entzündung, wie Schwellungen und Schmerzen im Bereich der verpflanzten Niere, und eine Einschränkung der Urinausscheidung. Die Patienten, denen ein fremdes Organ übertragen wurde, müssen daher ihr Leben lang Medikamente nehmen, um die Abstoßung zu verhindern. Diese Mittel unterdrücken das körpereigene Abwehrsystem und werden als Immunsuppressiva bezeichnet. Trotz dieser Immunsuppression ist das fremde Organ ständig gefährdet, so daß engmaschige Kontrollen durch das Transplantationszentrum sowie regelmäßige Arztbesuche unbedingt erforderlich sind.

Der Vorteil einer Transplantation liegt darin, daß wieder ein natürliches Organ die körperentgiftenden Funktionen übernimmt und der Patient sein Leben nicht länger um die Dialysebehandlungen herum organisieren muß. Im Gegensatz zum Dialysepatienten kann der Nierentransplantierte daher viel unabhängiger seinen Aufgaben in Familie, Beruf und Freizeit nachkommen. Inzwischen sind fünf Jahre nach einer Organverpflanzung etwa 80 Prozent der transplantierten Nieren noch funktionsfähig.

**Nach einer Nierenverpflanzung sollte der Patient dem Klinikpersonal alle Beschwerden mitteilen, um möglichen Komplikationen vorzubeugen.**

# Was geschieht bei einer Abstoßungsreaktion?

Dringen Bakterien, Viren oder andere Krankheitserreger in den menschlichen Körper ein, setzt der Organismus bestimmte Abwehrmechanismen des körpereigenen Immunsystems in Kraft. In vorderster Front stehen bestimmte Zellen, die sogenannten Makrophagen, die im Blut patrouillieren und zum Beispiel eindringende Mikroben zerstören. Die Makrophagen sind eine spezielle Form von Lymphozyten, die zu den weißen Blutkörperchen gehören. Weitere Lymphozyten sind dafür zuständig, fremdes Gewebe im Organismus aufzuspüren und Alarm zu schlagen. Daraufhin beginnt das Immunsystem mit der sogenannten Antikörperproduktion, was wiederum die Makrophagen auf den Plan ruft, die das fremde Gewebe zerstören beziehungsweise inaktivieren.

Auch eine verpflanzte Niere ist fremdes Gewebe. Dies bedeutet, daß sie nicht genau die gleiche Zusammensetzung wie die körpereigenen Zellen hat. Jeder Mensch, mit Ausnahme von eineiigen Zwillingen, besitzt Gewebsmerkmale, die ihn von anderen Menschen so grundlegend unterscheiden, daß die Lymphozyten ein fremdes Organ sofort erkennen und den Zerstörungsmechanismus in Gang setzen. Dies nennt man Abstoßungsreaktion. Wird diese Reaktion nicht durch Medikamente gebremst, stirbt die Transplantatniere ab.

Die Gewebsmerkmale, welche die Transplantation von Organen zwischen verschiedenen Menschen erschweren, kann man durch aufwendige Laboruntersuchungen feststellen. Ähnlich den verschiedenen Blutgruppen kann getestet werden, bis zu welchem Grad Gewebsübereinstimmungen zwischen Spender und Empfänger vorliegen. Risiko und Schweregrad einer Abstoßung hängen nicht zuletzt von dieser Übereinstimmung ab. Man unter-

**Immunsuppressiva sind hochwirksame Medikamente, die die Abwehrkräfte des Körpers herabsetzen.**

scheidet drei verschiedene Abstoßungsreaktionen: den hyperakuten, den akuten und den chronischen Typ. Die Patienten müssen lebenslang immunsuppressive Medikamente einnehmen, um die Abstoßung zu verhindern.

## Welche Nebenwirkungen haben Immunsuppressiva?

Medikamente, die die Abwehrreaktion des Körpers unterdrücken, verhindern leider nicht nur die Abstoßung der transplantierten Niere. Sie schwächen das Immunsystem auch gegen Krankheitserreger. Dennoch müssen sie selbstverständlich genommen werden.

Mit dem Zeitabstand nach erfolgter Transplantation ändert und verringert sich die immunsuppressive Therapie. Damit ändern sich auch die eventuell zu erwartenden Nebenwirkungen. Folgende Punkte erfordern besondere Beachtung: In der frühen Phase nach einer Transplantation erhält der Patient relativ hohe Dosierungen Kortison. Kortison kann die Wundheilung verzögern und die Entzündungsreaktionen bei einer Wundinfektion abschwächen. Ob frühe Anzeichen dieser Komplikationen rechtzeitig bemerkt werden, hängt wesentlich von der Aufmerksamkeit des Patienten ab. Auch auf weitere Nebenwirkungen der Kortisontherapie wie Blutungen muß sorgfältig geachtet werden. Folgen der Langzeiteinnahme von Kortison sind das sogenannte Mondgesicht (Cushing), Störungen des Blutzuckerstoffwechsels (Diabetes) sowie die Trübung der Augenlinsen (Katarakt).

Für die Langzeittherapie des Nierentransplantierten steht seit einigen Jahren ein relativ nebenwirkungsarmes, aber sehr wirksames Mittel, nämlich Ciclosporin (Sandimmun) zur Verfügung. Ein besonderer Vorteil liegt darin, daß die Blutspiegel des Medikaments gemessen werden können und danach die Einnahme genau dosiert werden kann.

**Gehen Sie bei der Einnahme von Immunsuppressiva in jedem Fall zum Arzt, wenn erste Krankheitssymptome auftauchen. Oft benötigt die Körperabwehr auch bei an sich harmlosen Infektionen die Unterstützung von Medikamenten.**

# Was ist bei der Nachsorge zu beachten?

Nach der Entlassung aus der stationären Behandlung wird der Patient während der folgenden zwei Monate grundsätzlich mindestens einmal wöchentlich zur Kontrolluntersuchung in die Sprechstunde des Transplantationszentrums oder die seines behandelnden Nephrologen bestellt. Gleichzeitig sollte der Patient regelmäßig seinen Hausarzt aufsuchen, damit Beobachtungen und Informationen über mögliche Komplikationen und seinen Gesundheitszustand unverzüglich zwischen dem Transplantationsteam und den behandelnden Ärzten besprochen werden können.

**Der Transplantierte muß nach seiner Operation einige Vorschriften hinsichtlich seiner Lebensweise beachten. Doch das dürfte nach langjähriger Dialysebehandlung nicht allzu schwer fallen.**

Auch die kontinuierliche Unterrichtung des Patienten über die Wichtigkeit der Einhaltung bestimmter Verhaltensweisen und die Einnahme der Medikamente ist unbedingt notwendig. Die beste Voraussetzung für die Nachbetreuung von Nierentransplantierten ist nämlich deren Selbstkontrolle. Im ersten Jahr nach der Transplantation sollte diese täglich durchgeführt und in einem Patientenpaß notiert werden. Dazu gehören das Abtasten der Transplantatregion auf eine eventuelle Schwellung oder Schmerzhaftigkeit und die Feststellung des Körpergewichts. Weiterhin sollte der Patient die Urinmenge messen, die er innerhalb von 24 Stunden ausscheidet, sowie die Menge an Flüssigkeit, die er in demselben Zeitraum zu sich nimmt. Wichtig sind außerdem die Messungen des Blutdrucks und der Körpertemperatur, die jeweils morgens und abends durchgeführt werden sollten. Darüber hinaus sollte der Patient Protokoll über die eingenommenen Medikamente sowie über auffällige Reaktionen infolge der Medikation führen. Auch über sein allgemeines Befinden sollte er Buch führen. All diese Faktoren helfen den behandelnden Ärzten bei der Einschätzung des Gesundheitszustands des Patienten.

## Was darf der Transplantierte, was nicht?

Viele Patienten sind nach der Transplantation völlig verunsichert. Nach den Einschränkungen, die die Dialysebehandlung mit sich brachte, fragen sie sich, was sie nach der Organübertragung beachten müssen. Ein wichtiger Punkt ist die Flüssigkeitsaufnahme. Bei der Dialyse mußten sich die Patienten an eine sehr geringe Trinkmenge gewöhnen. Nun, nach der Transplantation müssen sie wieder mehr trinken, etwa zwei Liter pro Tag. Die genaue Menge sollten Sie in jedem Fall aber mit Ihrem Arzt besprechen, auf Alkohol sollten Sie weitestgehend verzichten.

Eine spezielle Diät braucht nicht eingehalten zu werden. Allenfalls ist eine Verminderung der Kochsalzaufnahme notwendig. Wünschenswert ist jedoch eine gesunde, abwechslungsreiche Kost mit vielen Vitaminen und Ballaststoffen.

Das Rauchen sollten Sie in jedem Fall aufgeben. Wie Sie wissen, schädigt es Herz und Kreislauf. Ein schlechter Gesundheitszustand ist natürlich besonders bei Transplantierten nicht wünschenswert – also tun Sie nichts, was Ihre Gesundheit beeinträchtigen kann. In der ersten Zeit nach der Operation werden Sie sich sehr müde, abgeschlagen und wenig belastbar fühlen. Auch wenn Sie zwischenzeitlich meinen, Sie seien schon wieder ganz fit – schonen Sie sich! Sie haben einen schweren körperlichen Eingriff hinter sich, und Ihr Körper benötigt jetzt mehr Ruhe als zuvor.

Bewegung bekommt natürlich auch Transplantierten gut. Auf Sportarten, die die übertragene Niere schädigen könnten, sollten Sie aber unbedingt verzichten. Dazu zählen Ballsportarten, bei denen die Gefahr besteht, daß ein Ball gegen die Leistengegend prallt.

Das sportliche Training sollten Sie frühestens sechs Monate nach der Transplantation wieder aufnehmen.

**Vorsicht vor allen Infektionen! Meiden Sie möglichst alle Situationen oder Verhaltensweisen, bei denen Sie sich eine Erkrankung zuziehen könnten.**

# Vor- und Nachteile der Medikamente

Auf den folgenden Seiten erfahren Sie das Wichtigste über die bei Nierenkrankheiten am meisten verordneten Medikamente. Sie werden unter anderem über den Einsatz der Präparate und über mögliche Nebenwirkungen unterrichtet. Da die Erkrankungen der Niere so vielfältig sind, kann es sein, daß ein Ihnen verordnetes Medikament in der Auflistung fehlt. In diesem Fall suchen Sie bitte Ihren Arzt oder Apotheker auf, wenn Sie Fragen zu dem Präparat haben.

| Medikamentenoberbegriff/ Indikationsgruppe | Präparatname | Chemische Kurzbezeichnung |
|---|---|---|
| **Diuretika** | Lasix | Furosemid |
| | Hydromedin | Etacrynsäure |
| | Aquaphor | Xipamid |
| **Thiazid-Diuretika** | Esidrix | Hydrochlorothiazid |
| | Moduretik | Hydrochlorothiazid + Amilorid |
| | Dytide-H | Hydrochlorothiazid + Triamteren |
| **Antihypertonika** a) Kalziumantagonisten | Adalat | Nifedipin |
| | Bayotensin | Nitrendipin |
| | Isoptin | Verapamil |
| | Dilzem | Diltiazem |
| b) Betablocker | Dociton | Propanolol |
| | Beloc | Metoprolotartrat |
| | Tenormin | Atenolol |
| c) Gefäßerweiternde Mittel | Minipress | Prazosin |
| | Ebrantil | Urapidil |
| | Nepresol | Dihydralazin |
| | Catapresan | Clonidin |
| d) ACE-Hemmer | Lopirin | Captopril |
| | Pres | Enalapril |
| | Coric | Lisinopril |
| | Fosinorm | Fosinorm-Na |
| e) Angiotensin-II-Antagonisten | Lorzaar | Losartan |

Die Tabelle kann nur eine Übersicht über die allerwichtigsten Medikamentengruppen geben, die bei Nieren-patienten zur Anwendung kommen. Vorrangig sind die Medikamente aufgeführt, die in der Langzeittherapie

| Wirkung | Anwendung bei | Nebenwirkungen |
|---|---|---|
| Steigerung der Harn-ausscheidung | Unzureichender Flüssigkeitsaus-scheidung aus dem Körper, noch sinnvoll bei Dialysepatienten zur Förderung der Ausscheidung von Resturin | Hörstörungen, Störungen des Elektrolyt-Haushalts des Organismus |
| Harntreibende Mittel zur mäßigen Steige-rung der Ausschei-dung von Urin | Behandlung noch nicht fort-geschrittener Erkrankungen der Nieren bei Bluthochdruck | Ähnlich wie bei anderen Diuretika, speziell Gefahr der Kaliumverarmung |
| Blutdrucksenkende Mittel | Bluthochdruck bei Nierenerkran-kungen und anderen Hochdruck-formen | Wasseransammlungen in den Beinen, verlangsamter Herzschlag, Kopfschmerzen |
| Blutdrucksenkung vorwiegend durch Minderung der Herzkraft | Bluthochdruck, Gefäßerkrankungen | Müdigkeit, Pulsverlang-samung, Muskelschwäche, Übelkeit |
| Blutdrucksenkung durch zentrale und periphäre Gefäß-erweiterung | Bluthochdruck, Gefäßverengung | Herzfrequenzsteigerung, Müdigkeit, Mundtrockenheit |
| Blutdrucksenkung durch Hemmung der Gefäßverengung | Bluthochdruck im Rahmen der Aktivierung des Renin-Angiotensin-Aldosteron-Systems | Außer gelegentlichem Reiz husten selten unerwünschte Nebenwirkungen |
| Blutdrucksenkung durch Blockade der Gefäßmuskulatur | Bluthochdruck im Rahmen der Ak-tivierung des Renin-Angiotensin-Aldosteron-Systems | Bisher praktisch keine Nebenwirkungen bekannt, außer bei Überdosierung |

eingenommen werden. Medikamente, die bei besonderen Komplikationen in der Klinik meist intravenös ver-abreicht werden, konnten in dieser Tabelle nicht berücksichtigt werden.

| Medikamentenoberbegriff/ Indikationsgruppe | Präparatname | Chemische Kurzbezeichnung |
| --- | --- | --- |
| **Kaliumbinder** | Antikalium Resonium A | Polystyrol-Kalzium-Granulat Polystyrol-Natrium-Granulat |
| **Phosphatbinder** | Aludrox Phosphonorm Renocal plus Kalziumacetat-Nefro | Aluminium-hydroxid Aluminium-chlorid-hydroxid-Komplex Kalziumkarbonat Kalziumacetat |
| **Anti-Azidose-Mittel** | Nephrotrans | Natriumbikarbonat |
| **Immunsuppressive Medikamente** a) Cortico-Steroide | Urbason Prednisolon | 6-Methyl-prednisolon Prednisolon |
| b) Ciclosporin | Sandimmun | Ciclosporin |
| c) Azathioprin | Imurek | Azathioprin |
| **Antibiotika** | Amoxypen Tarivid | Amoxicillin Ofloxacin |

Die Tabelle kann nur eine Übersicht über die allerwichtigsten Medikamentengruppen geben, die bei Nierenpatienten zur Anwendung kommen. Vorrangig sind die Medikamente aufgeführt, die in der Langzeittherapie

| Wirkung | Anwendung bei | Nebenwirkungen |
|---|---|---|
| Senkung des Blutkaliumspiegels | Behandlung der Hyperkaliämie, Kaliumvergiftungen | In seltenen Fällen Übelkeit und Erbrechen, Verstopfung, Hyperkalziämie |
| Senkung des Blutphosphatspiegels | Hyperphosphatämie | Aluminiumvergiftungen, Verstopfung |
| Beseitigung der nierenbedingten Azidose | Unzureichende Säureausscheidung bei Nierenerkrankungen | Selten Magen-Darm-Beschwerden |
| Unterdrückung der Abstoßungsreaktion | Initialtherapie nach Nierentransplantationen | Magen-Darm-Beschwerden, Hochdruck, Blutzuckersteigerung, „Mondgesicht" (Cushing), Osteoporose, Wundheilungsstörungen, Infektanfälligkeit |
| Unterdrückung der zellulären Abstoßungsreaktion | Wie oben, Langzeittherapie | Minderung der Nierenfunktion, Bluthochdruck, Zittern, vermehrte Körperbehaarung, Zahnfleischwucherungen |
| Wie oben | Wie oben, Langzeittherapie | Infektanfälligkeit, Anämie, Abfall der weißen Blutkörperchen, Leberschädigung |
| Wachstumshemmung von Bakterien | Bakterielle Infektionen | Allergische Reaktionen, Zentralnervöse Störungen, Sonnenüberempfindlichkeit, Sehnenscheidenentzündung |

eingenommen werden. Medikamente, die bei besonderen Komplikationen in der Klinik meist intravenös verabreicht werden, konnten in dieser Tabelle nicht berücksichtigt werden.

# Was kann ich selbst tun?

Nachdem Sie die Untersuchungs- und Behandlungsarten bei Nierenerkrankungen kennengelernt haben, folgen nun einige Tips für Ihr eigenes Verhalten. Sie haben es nämlich bis zu einem gewissen Grad selbst in der Hand, ob Ihre Krankheit sich verbessert oder verschlechtert. Eine große Rolle bei Nierenkrankheiten spielt beispielsweise die Ernährung, aber auch die körperliche Hygiene. Zu Ende des Kapitels finden Dialysepatienten Antworten auf ihre zahlreichen Fragen.

# Gibt es eine einheitliche Nierendiät?

Eine allgemeingültige, ideale Ernährung für Nierenkranke gibt es nicht. Die Ernährung muß stets dem Krankheitsstadium beziehungsweise der Funktionsfähigkeit der Nieren angepaßt sein. Bei eingeschränkter Nierenfunktion müssen ärztliche Ernährungsvorschriften strikt eingehalten werden, um eine Vergiftung des Körpers zu vermeiden.

Leber und Nieren sind für die Steuerung der Stoffwechselprozesse im Organismus und die Ausscheidung von Stoffwechselschlacken zuständig. Manche Stoffe können bei eingeschränkter Nierentätigkeit nicht mehr in ausreichender Menge ausgeschieden werden, so daß ihre Aufnahme mit der Nahrung reduziert oder vermieden werden sollte. Die Beachtung der verordneten Diät kann den Verlauf einer Nierenerkrankung positiv beeinflussen. Aber Vorsicht! Allein mit strengen diätetischen Maßnahmen kann eine bereits bestehende Nierenerkrankung selbstverständlich nicht ausgeheilt werden. Auch abgestorbenes Nierengewebe regeneriert sich leider nicht.

**Gesunde und an die Krankheit angepaßte Ernährung sollte für Nierenkranke selbstverständlich sein, da ungesundes Essen den Zustand der Nieren verschlechtern kann.**

## Welche Regeln gibt es für eine gesunde Ernährung?

Für einen Großteil der Patienten mit leichten Nierenerkrankungen ist es ausreichend, wenn sie die Grundregeln für eine gesunde Ernährung beachten. Bei Nierensteinen oder schwerwiegenden Beeinträchtigungen wie der chronischen Niereninsuffizienz gelten allerdings andere Vorschriften.

In jedem Fall sollten Sie darauf achten, daß Ihr Körpergewicht in normalem Rahmen bleibt. Übergewicht kann viele Krankheiten wie Gicht und Gefäßverkalkungen, aber auch hohen Blutdruck hervorrufen, die zusätzliche Schädigungen der Niere verursachen. Wenn Ener-

**Wie wird das Normalgewicht errechnet?**

▶ Nach der sogenannten Broca-Formel errechnet sich das Normalgewicht eines Erwachsenen wie folgt: Männer müssen von ihrer Körpergröße in Zentimetern die Zahl 100 abziehen, dann erhalten sie ihr Normalgewicht.

Frauen müssen ebenfalls von ihrer Körpergröße in Zentimetern die Zahl 100 subtrahieren, von dem Ergebnis aber nochmals zehn Prozent abziehen. Die Gesundheit kann gefährdet sein, wenn das Normalgewicht um zehn Prozent überschritten wird.

giezufuhr und Energieverbrauch sich in etwa die Waage halten, ist auch das Körpergewicht gleichbleibend.

Unter einer gesunden Ernährung versteht man auch die richtige Zusammensetzung der Nahrung aus den Grundnährstoffen Eiweiß, Fett und Kohlenhydrate. Für einen gesunden Menschen empfehlen Fachleute, etwa 30 Prozent des täglichen Kalorienbedarfs als Fett, 15 Prozent als Eiweiß (Protein) und 55 Prozent als Kohlenhydrate zu sich zu nehmen.

## Welche Bedeutung hat Eiweiß für Nierenkranke?

Achten Sie bei Nierenerkrankungen vor allem auf den Eiweißgehalt der Nahrung. Eine starke Zufuhr an Proteinen fördert die Produktion von Harnstoff, Harnsäure und allen übrigen harnpflichtigen Substanzen.

Wenn Sie mehr als ein Gramm Eiweiß pro Kilogramm Körpergewicht täglich zu sich nehmen, werden die Nieren übermäßig belastet. Bei starker Funktionseinschränkung der Nieren muß die Aufnahme von Eiweiß auf etwa 0,6 bis 0,8 Gramm pro Kilogramm Körpergewicht täglich reduziert werden.

**Achten Sie besonders auf Ihr Gewicht, wenn Sie nierenkrank sind. Übergewicht kann zu hohem Blutdruck und damit zur Einschränkung der Nierenfunktion führen.**

**Eine geregelte Eiweißzufuhr ist für Nierenkranke besonders wichtig.**

## In welchen Nahrungsmitteln sind die Grundnährstoffe enthalten?

Tierische Eiweiße sind vor allem in Fleisch, Fisch, Milch, Milchprodukten und Eiern, pflanzliche Proteine in Getreideprodukten, Teigwaren und Hülsenfrüchten enthalten. Die Eiweißzufuhr sollte sich je zur Hälfte aus tierischen und pflanzlichen Proteinen zusammensetzen.

Sie sollten eine übermäßige Zufuhr an Fetten vermeiden, da ein Gramm Fett mit etwa 9 Kilokalorien die doppelte Menge an Kalorien enthält wie ein Gramm Eiweiß oder Kohlenhydrate. Wichtig ist die Aufnahme von ungesättigten Fettsäuren, die der Körper nicht selbst herstellen kann und die der Entstehung von Arterienverkalkung entgegenwirken. Ungesättigte Fettsäuren sind in den meisten pflanzlichen Ölen enthalten.

Kohlenhydrate, die den Großteil der Nahrung bilden sollten, kommen vor allem in Brot, Teigwaren, Kartoffeln, Obst und Gemüse vor. Diese Lebensmittel beinhalten zusätzlich viele Ballaststoffe. Das sind Substanzen, die nicht verdaut werden können und den Darm fast unverändert passieren, dem Körper aber ein Sättigungsgefühl verschaffen. Auch Zucker enthält viele Kohlenhydrate, jedoch keine Ballaststoffe.

## Welche Ernährungsvorschriften sind bei chronischem Nierenversagen zu beachten?

Eine auf die chronische Niereninsuffizienz abgestimmte Ernährung ist deshalb so wichtig, weil mit ihrer Hilfe das Fortschreiten der Krankheit gebremst werden kann. Vor allem muß darauf geachtet werden, daß der Kranke nicht an Gewicht verliert, es sei denn, er ist übergewichtig. In jedem Fall muß die Eiweißaufnahme reduziert werden, denn viele der giftigen Substanzen, die von den Nieren ausgeschieden werden, sind Endprodukte des Eiweißstoffwechsels. Gleichbleibend hohe Eiweißzufuhr ist daher bei Nierenversagen gleichbedeutend mit einer zunehmenden Vergiftung des Körpers. Die tägliche Eiweißmenge muß – abhängig vom Funktionszustand der Nieren – von einem Gramm pro Kilogramm Körpergewicht auf bis zu 0,4 bis 0,6 Gramm verringert werden.

## Welche Diät hilft gegen Nierensteine?

Es existieren keine einheitlichen Ernährungsregeln bei Nierensteinen. Ärztliche Ernährungsvorschriften richten sich nach der Zusammensetzung der Steine.

Leiden Sie zum Beispiel unter Kalziumoxalatsteinen, sollten Sie eine gemischte, vitaminreiche Kost zu sich nehmen, die reich an Ballaststoffen ist. Täglich dürfen Sie höchstens 800 Milligramm Kalzium mit der Nahrung aufnehmen; auch Süßigkeiten sollten Sie weitestgehend meiden. Auf stark oxalsäurehaltige Lebensmittel wie Rhabarber, Spinat, rote Bete oder Kakao sollten Sie ebenfalls verzichten. Die gleichen Regeln – mit Ausnahme der Aufnahme oxalsäurehaltiger Lebensmittel – gelten für Kalziumphosphatsteine. Von einer rein vegetarischen Kost ist bei dieser Steinart ebenfalls abzuraten, da diese viele Phosphate enthält und sich schneller wieder Steine bilden können.

Die konsequente Einhaltung einer Diät ist besonders bei Harnsäuresteinen wichtig. Nahrungsmittel, die den Harnsäurespiegel in Blut und Urin anheben, sollten reduziert werden. Dies sind vor allem Lebensmittel, die eine große Menge des Eiweißbestandteils Purin enthalten. Dazu gehören Innereien, Fisch, Hülsenfrüchte, Pilze, Hummer, Krabben, Fleischextrakte und große Fleischmengen.

Patienten mit Zystinsteinen sollten nur geringe Mengen tierisches Eiweiß zu sich nehmen, da die schwefelhaltige Aminosäure Zystin beim Abbau von tierischen Proteinen entsteht.

**Die Bildung von Nierensteinen kann durch eine entsprechende Ernährung gebremst, in manchen Fällen sogar gestoppt werden.**

# Welche Flüssigkeitsmenge ist richtig?

Auch die Frage nach der Flüssigkeitsaufnahme läßt sich nicht allgemeingültig für alle Nierenerkrankungen beantworten. Während zum Beispiel Nierensteinpatienten so viel Flüssigkeit wie möglich zu sich nehmen sollten, darf der Dialysepatient nur geringe Mengen trinken.

**Schon allein wegen der hohen Kalorienzahl sollten Sie auf stark gezuckerte Getränke wie Limonaden verzichten.**

### Wieviel Flüssigkeit muß man zu sich nehmen?

Meistens empfehlen Ärzte zu Beginn einer Nierenerkrankung, die Trinkmenge zu erhöhen. Erfahrungsgemäß eignen sich Getränke, die frisch aus dem Kühlschrank kommen, weniger gut als warme Getränke. Besonders gut vertragen werden im allgemeinen verschiedene Teesorten. Aber auch Tafel-, Mineral- und Heilwässer eignen sich sehr gut zur Erhöhung der Trinkmenge. Da die auf dem Markt erhältlichen Wässer sich in ihrer Wirkung nicht wesentlich unterscheiden, sollten Sie das Wasser wählen, das Ihnen geschmacklich am meisten zusagt. Auch der Gehalt an Kohlensäure ist unwichtig. Stille Mineralwässer haben medizinisch betrachtet keine andere Wirkung als sprudelnde Wassersorten.

### Wie steht es mit der Flüssigkeitsaufnahme bei einer Harnvergiftung?

Die tägliche Flüssigkeitszufuhr bei Harnvergiftung durch akutes oder chronisches Nierenversagen, bei dem die Dialysebehandlung bereits durchgeführt werden muß, liegt bei 0,5 Litern. Eventuell muß dem Körper noch die Flüssigkeit zugeführt werden, die er über den Urin, den Magen- und Darmtrakt und über die Schweißdrüsen verliert. Das Körpergewicht muß täglich überprüft werden. Der Körper darf nicht austrocknen. Dennoch ist eine Flüssigkeitszufuhr, die über dieser Menge liegt, schädlich, da der Körper kaum noch Harn ausscheidet.

Bei akutem Nierenversagen folgt auf das Stadium der geringen Harnausscheidung eine Phase, in der die Nieren täglich zwei bis acht Liter Urin produzieren können. Es ist selbstverständlich, daß dieser Flüssigkeitsverlust wieder ausgeglichen werden muß.

## Ändert sich die Trinkmenge mit Beginn der Dialyse?

Die tägliche Flüssigkeitszufuhr muß mit Beginn der Dialysebehandlung drastisch eingeschränkt werden. Aus noch nicht völlig geklärten Ursachen hört die Urinproduktion zu diesem Zeitpunkt fast vollständig auf. Die künstliche Niere muß auch den Flüssigkeitsüberschuß, der sich zwischen den Dialysebehandlungen ansammelt, dem Körper entziehen. Während und nach der Dialyse sinkt der Blutdruck aufgrund des Flüssigkeitsentzugs stark ab. Ohne Ausnahme haben alle Dialysepatienten zwischen den Behandlungen mit Durst und Mundtrockenheit zu kämpfen. Die Bewältigung dieser Aufgabe erfordert ein hohes Maß an Selbstdisziplin.

## Wie sieht es mit dem Trinken bei Nierensteinen aus?

Eine über den ganzen Tag verteilte, erhöhte Urinausscheidung ist bei jedem Nierensteinleiden anzustreben. Zwischen zwei und drei Liter Harn sollten am Tag produziert werden. Die Verdünnung des Harns ist deshalb so wichtig, da vor allem in stark konzentriertem Harn Substanzen auskristallisieren und Steine bilden können. Steine können bei großer Flüssigkeitsaufnahme auch leichter nach außen gespült werden.

Geeignete Getränke für Nierensteinpatienten sind vor allem Nierentees und verschiedene Mineralwässer. Einige Säfte können die Steinbildung fördern. Auf alkoholische Getränke sollte verzichtet werden.

**Wenn Sie Nierensteine haben oder hatten, müssen Sie immer auf eine ausreichende Flüssigkeitszufuhr achten.**

103

# Welche Mineralstoffe und Salze haben eine besondere Bedeutung?

Mineralstoffe und Salze sind für den Organismus lebensnotwendig. Bei einigen Nierenerkrankungen kann jedoch die Aufnahme mancher Mineralstoffe lebensgefährlich werden. Vor allem Kalium und Phosphat können sich im Körper anreichern.

### Warum kann Kochsalz schädlich sein?

Kochsalz ist eine chemische Verbindung zwischen Natrium und Chlor. Normalerweise benötigt der gesunde Organismus ungefähr sechs Gramm Kochsalz täglich. Da diese Menge bereits in der täglichen Nahrung enthalten ist, sollte auf besonders salzreiche Speisen und zusätzliches Salzen verzichtet werden.

Bei Nierenerkrankungen kann Kochsalz gefährlich werden, weil es einen bereits bestehenden Bluthochdruck weiter erhöht. Es begünstigt zudem die Einlagerung von Flüssigkeit im Gewebe, so daß sich schließlich Ödeme bilden. Kranke Nieren können überschüssiges Kochsalz nicht mehr ausscheiden. Das überschüssige Salz bindet Wasser, lagert es im Gewebe ein und entzieht es der Urinproduktion.

Falls Sie wegen einer Nierenerkrankung nur eine gewisse Menge an Kochsalz zu sich nehmen dürfen, fragen Sie sich vielleicht, ob Sie noch natriumhaltige Mineralwässer trinken dürfen. Natürlich dürfen Sie! In den letzten Jahren herrschte ein wenig Verwirrung hinsichtlich dieses Themas. Verschiedene Veröffentlichungen und Ernährungstabellen haben versehentlich Natrium mit Kochsalz gleichgesetzt. Nur Natriumchlorid, mit der chemischen Abkürzung als NaCl bezeichnet, ist Kochsalz. Die meisten Mineralwässer enthalten vor allem Natrium-Bikarbonat-Salz, das gänzlich andere Eigenschaften als Kochsalz hat.

## Ist zuviel Kalium im Blut gefährlich?

Gesunde Nieren haben keine Probleme, den Mineralstoff Kalium auszuscheiden, auch wenn er dem Körper im Übermaß zugeführt wurde. Kalium kommt vor allem in frischem Obst, Salaten und anderem Gemüse vor. Aber auch in Konserven ist noch reichlich Kalium enthalten.

Nierenkranke, vor allem Dialysepatienten, haben häufig einen überhöhten Kaliumgehalt im Blut, weil die Nieren es nicht schaffen, den Mineralstoff auszuscheiden. Dies bezeichnet man als Hyperkaliämie. Hohe Kaliumwerte sind deshalb so gefährlich, weil sie zu Herzrhythmusstörungen und letztlich zum Herzstillstand führen.

Eine Hyperkaliämie kann sich innerhalb weniger Stunden entwickeln und bedarf sofortiger ärztlicher Hilfe. Typische Alarmzeichen sind ein unregelmäßiger Herzschlag und Muskelschwäche in den Beinen. Durch Medikamente, sogenannte Kaliumbinder, kann der Blutspiegel gesenkt werden. Aber auch eine verlängerte Dialysezeit hilft.

**Sowohl die übermäßige Aufnahme von Kalium als auch von Phosphat kann bei Nierenerkrankungen gefährlich werden.**

## Was passiert bei einem Phosphatüberschuß?

Auch Phosphat ist ein Mineralstoff, den der Körper benötigt und mit dessen Ausscheidung gesunde Nieren keine Probleme haben.

Ein Überschuß an Phosphat im Blut wird als Hyperphosphatämie bezeichnet. Die Hyperphosphatämie ist ein Langzeitproblem bei chronischen Nierenerkrankungen und entwickelt sich erst mit fortgeschrittenem Nierenversagen. Ein Überschuß an Phosphat bringt im Körper einen Mechanismus in Gang, der den Kalziumstoffwechsel des Körpers stört. Infolgedessen entkalken die Knochen. Es kann zu Knochenbrüchen, Knochenzysten und krankhaften Kalkablagerungen in den Gelenken kommen.

# Welche Rolle spielen die Vitamine?

Vitamine sind für den menschlichen Organismus lebensnotwendig. Viele Stoffwechselfunktionen könnten ohne ihr Zutun nicht ablaufen. Fehlen dem Körper Vitamine, kommt es zu Mangelkrankheiten. Bei Erkrankungen von Nieren und Harnwegen ist besonders auf die ausreichende Aufnahme der Vitamine A, B, C und D zu achten.

### Sollen Nierenkranke Vitamine nehmen?

Die ersten Anzeichen für einen Vitaminmangel können Müdigkeit, Konzentrationsstörungen und Stimmungsschwankungen sein.

Wie Sie bereits erfahren haben, ist bei manchen Nierenerkrankungen die Einhaltung einer speziellen Diät notwendig. Mit zunehmender Dauer der Erkrankung kann die Ernährung daher durchaus etwas einseitig werden. Eine zusätzliche, regelmäßige Zufuhr von Vitaminen kann deshalb sinnvoll sein. Viele Patienten leiden aufgrund von Störungen des Magen- und Darmtrakts unter einem Mangel an Vitamin B (Folsäure, Vitamin $B_6$) und Vitamin C.

Aber Vorsicht mit den herkömmlichen Multivitaminpräparaten! Sie enthalten auch Vitamine, die kranke Nieren nicht mehr ausscheiden können. Es kann zu einem Überangebot dieser Vitamine im Körper und als Folge zu Vergiftungserscheinungen kommen. Auch Vitamine können – im Übermaß aufgenommen – schädlich sein. Für Nierenkranke wurden Vitamine entwickelt, die keine unerwünschten toxischen Wirkungen haben.

### Warum ist Vitamin D wichtig?

Vitamin D beziehungsweise Vitamin-D-Hormon wird hauptsächlich in der gesunden Niere gebildet. Bei fortgeschrittenen Schädigungen produzieren die Nieren nur noch wenig oder gar kein Vitamin D mehr. Dieses Vitamin fördert das Knochenwachstum. Für den Knochenstoffwechsel ist Vitamin D ebenfalls unentbehrlich, da alle Knochen ständig umgebaut werden. Einige Knochenzellen sterben ab, während sich andere neu bilden. Bei einem Mangel an Vitamin D ist der Knochenstoffwechsel empfindlich gestört. Die Knochenfestigkeit verringert sich, da weniger Knochensubstanz gebildet als abgebaut wird. Es kommt häufiger zu Knochenbrüchen. Bei Nierenerkrankungen ist eine frühzeitige Gabe von Vitamin-D-Präparaten unumgänglich, um Knochenschädigungen zu vermeiden.

### Wofür ist Vitamin A notwendig?

▶ Vitamin A oder auch Retinol ist für das Wachstum und den Aufbau von Haut und Schleimhäuten sowie für das Sehen im Dunkeln unentbehrlich. Vor allem Milch und Milchprodukte, Butter, Karotten und Blattgemüse enthalten Vitamin A. Bei Vitamin-A-Mangel kann es zu Appetitlosigkeit, trockener Haut, Nachtblindheit sowie bei Kindern zu Störungen des Wachstums kommen.

### Warum ist Vitamin B wichtig?

▶ Zum Vitamin-B-Komplex gehören mehrere verschiedene Vitamine. Bei Nierenerkrankungen kommt es vor allem zu einem Mangel an Vitamin $B_6$ und Folsäure. Vitamin $B_6$ oder Pyridoxin ist notwendig für den Eiweißstoffwechsel. Die durchschnittliche Tageszufuhr sollte etwa zwei Milligramm betragen. Bei Vitamin-$B_6$-Mangel kommt es zu Übelkeit und Brechreiz, trockener Haut und Entzündungen der Mundschleimhaut. Vollkornbrot und Bananen sind zum Beispiel gute Vitamin-$B_6$-Lieferanten.

Folsäure ist neben anderem für die Bildung der roten Blutkörperchen zuständig. Täglich sollten dem Körper etwa 0,2 Milligramm zugeführt werden. Bei Mangel an Folsäure kommt es zu Blutarmut, Müdigkeits- und Schwindelgefühl sowie Herzschwäche. Folsäure ist beispielsweise in Spinat, Fenchel, Grünkohl, Spargel und Vollkornbrot enthalten.

**Auch Nierenkranke benötigen selbstverständlich Vitamine, um ihre Stoffwechselfunktionen aufrechtzuerhalten. Im Übermaß genossen, können sie von kranken Nieren aber nur noch schlecht abgebaut werden. Spezielle Vitamintabletten für Nierenkranke können vom Arzt verordnet werden.**

# Wie wichtig ist die Körperhygiene?

Der menschliche Körper ist täglich einer großen Zahl von Krankheitserregern ausgesetzt. Schlechte hygienische Bedingungen begünstigen Infektionen und gefährden sowohl Kranke als auch Gesunde. Die tägliche Körperpflege trägt dazu bei, die Widerstandsfähigkeit des Organismus gegenüber Bakterien und Viren zu kräftigen.

## Wie sollte die Körperpflege aussehen?

Die tägliche Körperpflege ist vor allem bei bereits bestehenden Erkrankungen wichtig, um sie nicht weiter zu verschlimmern.

Sie sollten bei der Körperpflege ein gesundes Mittelmaß finden. Zuviel Hygiene kann ebenso schädlich für den Körper sein wie zuwenig Pflege. Sie sollten Ihren Körper zwar täglich waschen, aber für die Reinigung der meisten Körperteile reicht warmes Wasser vollkommen aus. Seife hat nämlich den Nachteil, daß sie empfindliche Haut leicht entfettet und austrocknet. Bei trockener Haut können Sie jedoch auch seifenfreie Waschemulsionen verwenden. Der beste Zeitpunkt für die Körperhygiene ist der Abend. Dann können Sie sich den Schmutz und Schweiß des Tages von der Haut waschen.

Auf die Reinigung der äußeren Geschlechtsteile sollten Sie besondere Sorgfalt verwenden. Vor allem bei Frauen können Krankheitserreger durch die kurze Harnröhre leicht in die Blase und von dort weiter in die Nieren gelangen. Von der Verwendung von Intimsprays ist abzuraten, weil sie das Scheidenmilieu empfindlich stören, und es so leichter zu Infektionen kommen kann. Ferner ist es für den Arzt wichtig zu erfahren, ob Blasenentzündungen bei jungen Frauen gehäuft nach dem Sexualverkehr auftreten. Im Hintergrund können hier chronische Pilzerkrankungen auslösende Faktoren sein.

Beim Mann kann es sich dabei zusätzlich um eine bakterielle Prostatitis handeln. Ärzte sprechen von der sogenannten „Pingpong"-Infektion. In einem solchen Fall ist eine Partnerbehandlung sowohl für die Pilz- wie für die bakterielle Infektion erforderlich.

## Kann Infektionen durch Abhärtung vorgebeugt werden?

Sowohl Nierenkranke als auch Gesunde können ihren Körper durch gezielte Abhärtungsmaßnahmen vor Erkrankungen schützen. Gerade Erkältungskrankheiten können bei Nierenschädigungen eine weitere Verschlechterung des Zustands bewirken. Bei Nierenerkrankungen sollten jedoch alle Abhärtungsmaßnahmen zuvor mit dem Arzt besprochen werden.

Viele, vor allem junge Frauen haben mit kalten Füßen zu kämpfen. Dies kann besonders in der Übergangszeit Infektionen der Blase begünstigen, die sich leicht zur Nierenbeckenentzündung entwickeln können. Gegen kalte Füße helfen wechselwarme Fußbäder.

Diesen Wechsel führen Sie so lange durch, bis die Füße richtig durchwärmt sind. Den Abschluß bildet das kühle Fußbad, oder die kühle Dusche. Danach müssen die Füße gut abgetrocknet und in warme Socken gesteckt werden.

Auch Wechselduschen können eine Abhärtung des Organismus bewirken. Dabei müssen Sie ebenfalls aufpassen, daß Ihr Körper niemals völlig kalt wird.

Falls Sie nierenkrank sind und gerne eine Sauna aufsuchen würden, sollten Sie dies vorab mit Ihrem Arzt besprechen.

Patienten mit Nierensteinen wird meistens vom Saunabesuch abgeraten, da das starke Schwitzen die Konzentration des Urins erhöht, wenn der Flüssigkeitsverlust nicht durch eine ausreichende Trinkmenge ausgeglichen wird. Auch bei entzündlichen Nierenkrankheiten ist vom Saunabesuch im allgemeinen abzuraten.

**Wechselbäder und Saunabesuche können bei der Vorbeugung von Krankheiten hilfreich sein. Bestehen jedoch bereits gesundheitliche Einschränkungen, sollten Sie vorsichtig mit diesen Abhärtungsmaßnahmen sein.**

# Wie beeinflußt die Dialyse Beruf und Freizeit?

In Deutschland sind heute ungefähr 40000 Menschen auf eine Behandlung mit der künstlichen Niere angewiesen, zum Teil seit mehr als 20 Jahren. Die meisten dieser Menschen versuchen, ein mehr oder weniger normales Leben zu führen. Trotz der Abhängigkeit von der Dialysebehandlung können viele der Betroffenen ihrem Beruf nachgehen.

## Wie wirkt sich die Dauer-Dialysebehandlung auf den Beruf aus?

Die Auswirkungen der ständigen Behandlung mit einer künstlichen Niere sind für freiberuflich und selbständig Tätige und Patienten, die in einem abhängigen Arbeitsverhältnis stehen, sehr unterschiedlich. Während sich Freiberufler und Selbständige ihre Arbeitszeit relativ frei einteilen können, sind Arbeitnehmer von Büro- und Öffnungszeiten abhängig. Die Entscheidung für eine Hämo- oder eine Peritonealdialyse wird daher sicherlich auch von der Art der Tätigkeit beeinflußt.

Im Prinzip gibt es keine Tätigkeit, die ein Dialysepatient nach ärztlichem Maßstab nicht durchführen dürfte. Es kann aber natürlich sein, daß schwere körperliche Arbeiten den Kranken überfordern, denn Nierenerkrankung und Dialyse schränken die körperliche Leistungfähigkeit ein. Gegebenenfalls muß der Patient sein Aufgabenfeld oder zumindest die Arbeitszeiten ändern. Der Umstieg auf eine Teilzeitarbeit bietet sich in manchen Fällen an. Sprechen Sie mit Ihrem Arbeitgeber über Möglichkeiten, Sie anderweitig einzusetzen, wenn Ihnen Ihre Arbeit zu schwer fällt. In jedem Fall sollten Sie versuchen, eine Berufstätigkeit weiterzuführen. Viele Patienten belastet es – vor allem psychisch – viel stärker, zur Untätigkeit verdammt zu sein, als weiter zu arbeiten. Es gibt auch immer

**Dialysepatienten sollten versuchen, ihren Beruf weiter auszuüben. Kranke, die ihre Berufstätigkeit aufgeben, leiden häufiger unter psychischen Problemen als Dialysepatienten, die noch arbeiten.**

noch die Möglichkeit, eine Umschulung zu beginnen, wenn Sie Ihren Beruf nicht länger ausüben können. Sprechen Sie mit dem zuständigen Berater im Arbeitsamt über diese Alternative. Wenn gar nichts mehr geht, können Sie immer noch einen Antrag auf Erwerbsunfähigkeit stellen. In diesem Fall erhalten Sie eine Erwerbsunfähigkeitsrente. Eine Verrentung sollte – allein schon aus psychologischen Gründen – eher die Ausnahme als die Regel sein.

Ist es für Sie schwierig, tagsüber zur Dialysebehandlung ins Krankenhaus zu gehen, fragen Sie, ob auch eine Spät- oder Nachtdialyse möglich ist. Manche Dialysezentren bieten diesen Service für Berufstätige an. In jedem Fall hebt die Heimdialyse zeitliche Begrenzungen am besten auf; aber nicht jeder kann oder will sie durchführen.

## Dürfen Dialysepatienten Auto fahren?

Gesetzliche Einschränkungen gelten für Dialysepatienten nicht. Nach der gegenwärtigen Rechtsprechung dürfen sie Kraftfahrzeuge der Klassen 1, 3, 4 und 5 fahren, wenn nicht körperliche Einschränkungen die Eignung aufheben.

Das Fahren eines Lastkraftwagens oder eines Busses mit Fahrgästen ist jedoch nur mit einer besonderen Erlaubnis gestattet, die nur in wenigen Ausnahmefällen erteilt wird. Unter anderem muß ein Nierenfacharzt die Eignung des Patienten bestätigen.

Der behandelnde Arzt muß den Dialysepatienten im Einzelfall darüber aufklären und im Dialyseprotokoll dokumentieren, daß die Fahrtüchtigkeit vor und nach der Behandlung mit der künstlichen Niere eingeschränkt sein kann. Es bietet sich also an, sich zur Dialysebehandlung bringen zu lassen. Als Richtlinie für die gegenwärtige Rechtssprechung liegt ein Gutachten des gemeinsamen Beirats für Verkehrsmedizin beim Bundesminister für Verkehr und beim Bundesminister für Gesundheit vor.

**Fragen Sie sich täglich selbst, ob Sie in der Lage sind, Auto zu fahren. Fühlen Sie sich nicht fit, lassen Sie lieber jemand anderen fahren. Sie gefährden sonst Ihr Leben und das der übrigen Verkehrsteilnehmer.**

# Sind Reisen und Sport für Dialysepatienten möglich?

Viele Patienten sind nach der Diagnose, daß eine Dialyse notwendig ist, erst einmal geschockt, weil sie glauben, in ihrem weiteren Leben stark eingeschränkt zu sein. Doch heute gibt es für Dialysepatienten eine Reihe von Möglichkeiten, ihr Leben relativ normal zu gestalten. Es gibt eigentlich nichts, auf das sie verzichten müßten – alles ist nur eine Frage der Organisation.

### Erlaubt die Dialysebehandlung Reisen?

**Sie müssen Ihr Leben nach Beginn einer Dialysebehandlung nicht vollkommen umstellen. Alle Dinge, die Ihnen Freude machen, können Sie meist nach wie vor ausüben.**

Weltweit werden inzwischen an Ferienorten und in Großstädten Gastdialyseplätze für Urlaubs- und Geschäftsreisende angeboten. Sogar Kreuzfahrtschiffe sind bereits mit Dialyseplätzen ausgestattet. Verzeichnisse mit internationalen Adressen von Urlaubsdialysen sind bei Interessenverbänden und Dialysezentren erhältlich.

Rechtzeitig vor Beginn der Reise muß der Patient ein Anmeldeformular ausfüllen, das Daten zu seiner Krankheit enthält. Dies ist wichtig, damit das heimische Dialysezentrum alle wichtigen Behandlungsdaten mit dem Gastzentrum austauschen kann. Damit nichts schiefgeht, sollten Sie Ihren Urlaub einige Zeit im voraus planen.

### Wer zahlt die Dialysekosten während des Urlaubs?

In Deutschland übernimmt Ihre Krankenkasse auf Antrag die Kosten für eine Urlaubsdialyse. Auf Auslandsreisen in Länder, mit denen ein Sozialversicherungsabkommen besteht, erstattet die Krankenkasse die in diesem Land üblichen Dialysekosten. Meist müssen Sie das Geld jedoch vorstrecken und erhalten es erst in Deutschland zurück. Reisen Sie in Länder, mit denen kein Sozialversicherungsabkommen besteht, existiert auch kein Versicherungsschutz durch Ihre Krankenkasse.

Vor jedem Auslandsaufenthalt sollten Sie sich daher bei Ihrer Krankenkasse über die Antragsformalitäten und den Erstattungsmodus informieren. Falls Sie die Dialyse selbst bezahlen müssen, erkundigen Sie sich nach den im Urlaubsland üblichen Kosten.

## Was ist auf Reisen sonst zu beachten?

In Ihrem eigenen Interesse sollten Sie sich vor Antritt der Reise bei Ihrem Gastdialysezentrum erkundigen, ob alle nötigen Vorbereitungen getroffen wurden. Denken Sie auch daran, daß vor allem Reisen in wärmere Länder einen veränderten Flüssigkeitsbedarf bewirken und damit eventuell eine veränderte Behandlungsform bei der Dialyse einhergeht. Besprechen Sie dies in jedem Fall auch vorab mit Ihrem Arzt. Ähnliches gilt für die Ernährung, insbesondere wenn Sie in südliche Länder reisen.

Bei längeren Bus-, Bahn- oder Flugreisen ist die häufigste Komplikation ein Verschluß, das heißt eine Thrombose, der Shunt-Fistel am Arm. Sie sollten es daher unbedingt vermeiden, lange Zeit unbeweglich mit abgeknicktem Arm auf dem Platz zu sitzen. Der Blutfluß in der Shunt-Vene wird dadurch unterbrochen. Die Folge ist der Verschluß. Halten Sie Ihren Arm durch gymnastische Übungen in Bewegung.

## Ist Sport möglich?

Bewegung wirkt sich auf fast jeden Organismus positiv aus, so auch auf den Körper des Dialysepatienten. Jede bislang gewohnte Sportart kann in vernünftigem Maß weiterhin ausgeübt werden – auch Schwimmen. Je nach Dialyseart müssen aber Shunt-Fistel oder Peritonealkatheter steril verbunden und ausreichend geschützt werden. Es gibt mittlerweile auch spezielle Sportgruppen für Dialysepatienten, die unter Aufsicht sportmedizinisch geschulter Ärzte stattfinden.

**Körperliche Bewegung wirkt sich auf den Organismus von Dialysepatienten günstig aus. Nur gegen einige wenige Sportarten wie dem Boxen wird Ihr Arzt Einwände erheben.**

113

# Welche sozialen Hilfen gibt es für Dialysepatienten?

Neben medizinischen und psychischen Problemen kommt auf den Dialysepatienten und seine Angehörigen eine Reihe sozialrechtlicher Fragen zu. Jedes Dialysezentrum hat damit langjährige Erfahrung und hilft den Patienten mit Rat und Tat. Hilfen bieten außerdem die zuständigen Sozialarbeiter, Behörden und Krankenkassen an. Auch in Selbsthilfegruppen werden Informationen zu sozialen Fragen ausgetauscht. Ziel ist es, chronisch Kranken zu helfen, den Anforderungen des täglichen Lebens gerecht zu werden. Die Wiedereingliederung in Arbeit und gesellschaftliches Leben soll erleichtert werden. Es gibt Möglichkeiten der medizinischen, schulischen, beruflichen und sozialen Rehabilitation, um die sich der Betroffene aber selbst bemühen muß.

## Haben Dialysepatienten ein Anrecht auf einen Schwerbehindertenausweis?

Ein Dialysepatient gilt als zu 100 Prozent schwerbehindert und hat damit ein Anrecht auf einen Schwerbehindertenausweis. Um diesen zu erhalten, müssen Sie beim zuständigen Versorgungsamt einen Antrag auf Feststellung der Behinderung stellen. Eine Schwerbehinderung von 100 Prozent ist allerdings nicht gleichbedeutend mit einer 100 prozentigen Erwerbsunfähigkeit.

In den Schwerbehindertenausweis werden Vergünstigungen wie die unentgeltliche Benutzung öffentlicher Verkehrsmittel eingetragen. In jedem Fall haben Sie ein Anrecht auf einen besonders gekennzeichneten Sitzplatz bei der Benutzung von Bussen und Bahnen.

Das Finanzamt gewährt zusätzliche Steuerfreibeträge, um die zusätzlichen Kosten durch die Schwerbehinderung auszugleichen. Der Steuerfreibetrag richtet sich nach dem Grad der im Schwerbehindertenausweis ein-

**Dialysepatienten werden im allgemeinen als zu 100 Prozent schwerbehindert eingestuft. Dies bringt zahlreiche finanzielle und soziale Vergünstigungen mit sich.**

getragenen Behinderung und beträgt bei einer Schwerbehinderung von 100 Prozent zur Zeit DM 2700 im Jahr (Stand: November 1995). Sie können den Steuerfreibetrag auch auf Ihren Ehepartner übertragen lassen, wenn Sie kein eigenes oder nur ein geringes Einkommen haben. Enthält der Schwerbehindertenausweis zusätzliche Merkmale, erhöht sich der Steuerfreibetrag.

**Vergünstigungen für Schwerbehinderte müssen Sie immer beantragen. Ohne weiteres werden sie Ihnen leider nicht gewährt.**

### Erhalten Schwerbehinderte Ermäßigungen im Autoverkehr?

Ist Ihr Schwerbehindertenstatus durch bestimmte Merkmale gekennzeichnet, können Sie wahlweise eine Ermäßigung der Kraftfahrzeugsteuer um 50 Prozent oder die unentgeltliche Benutzung von Bussen und Bahnen beantragen. Unter bestimmten Umständen können Sie auch ganz von der Kraftfahrzeugsteuer befreit werden.

Sie haben als Schwerbehinderter auch einen Rechtsanspruch auf Ermäßigung Ihrer Kraftfahrzeugversicherung. Das Auto muß aber natürlich auf Ihren Namen zugelassen sein.

### Haben Schwerbehinderte Vergünstigungen am Arbeitsplatz?

Als Schwerbehinderter haben Sie im Jahr Anspruch auf fünf zusätzliche bezahlte Urlaubstage. Eine Kündigung des Arbeitsplatzes ist nicht ohne weiteres möglich. Sie bedarf der Zustimmung der Hauptfürsorgestelle. Gibt es im Betrieb keine Arbeitnehmervertretung für Schwerbehinderte, können Sie sich bei Problemen direkt an die Hauptfürsorgestelle wenden.

Alle Arbeitsschutzmaßnahmen sollen verhindern, daß Schwerbehinderte im Betrieb in ihrer sozialen Stellung absinken. Sie sollen aber auch ermöglichen, daß Schwerbehinderte notwendige Rehabilitations- und Umschulungsmaßnahmen beanspruchen können.

## Welche Voraussetzungen müssen für eine Rente erfüllt werden?

Als Dialysepatient werden Sie wahrscheinlich eine Berufs- oder Erwerbsunfähigkeitsrente beantragen, wenn Sie nicht länger arbeitsfähig sind. Von einer Berufsunfähigkeit spricht man, wenn ein Kranker in seinem erlernten Beruf nur noch halb so viel leisten und verdienen kann wie ein vergleichbarer gesunder Berufstätiger. Die Berufsunfähigkeitsrente stellt daher einen gewissen Ausgleich für die Einkommenseinbuße dar, die durch Krankheit bedingt ist.

Im Gegensatz dazu ist Erwerbsunfähigkeit gegeben, wenn die Erwerbskraft fast völlig oder ganz aufgehoben ist. Eine Erwerbsunfähigkeit wird jedoch nicht sofort nach der Erkrankung, sondern erst nach einer gewissen Wartezeit festgestellt. Die Erwerbsunfähigkeitsrente liegt höher als die Berufsunfähigkeitsrente, weil sie eine Art Lohnersatz darstellt. Neben der Rente darf ein Zusatzverdienst durch eine geringfügige Beschäftigung erworben werden. Eine Rente muß in jedem Fall vom Patienten beantragt werden.

Junge Dialysepatienten sollten eine Berufsausbildung erst nach eingehender Berufsberatung beginnen. Damit können sie sicherstellen, einen bestimmten Beruf auch bei der chronischen Nierenerkrankung ausüben zu können. Eine Umschulung ist allerdings jederzeit möglich. In diesem Fall wenden Sie sich bitte an Ihr Arbeitsamt.

**Die Erwerbsunfähigkeitsrente ist in der Regel höher als die Berufsunfähigkeitsrente.**

## Welche Leistungen bezahlen die gesetzlichen Krankenkassen?

Sie erhalten für die Dauer von maximal 78 Wochen Krankengeld von der Krankenkasse, wenn Sie nicht arbeitsfähig sind und die Arbeitsunfähigkeit auf ein und derselben Krankheit beruht. Während dieser Zeit müssen Sie an Rehabilitationsmaßnahmen teilnehmen, die von der Krankenkasse angeordnet werden. Doch das dürfte sicherlich auch in Ihrem Sinne sein.

Kann auch durch Rehabilitation eine Wiederaufnahme der Berufstätigkeit nicht erzielt werden, schlägt die Krankenkasse ihrem Mitglied vor, eine Erwerbsunfähigkeitsrente zu beantragen. Die Zuständigkeit der Krankenkasse geht dann auf die Rentenversicherungsanstalt über.

Die Fahrtkosten zur ambulanten Dialysebehandlung muß der Patient zunächst vorstrecken. Nach Bestätigung des Dialysezentrums erstattet die Krankenkasse einen bestimmten Fahrtkostenanteil, der abhängig vom Einkommen des Patienten ist.

Auch bei den Medikamenten müssen Sie etwas hinzuzahlen. Sie können sich aber von der Zahlungspflicht befreien lassen, wenn Sie nur über ein geringes Einkommen verfügen. Ende 1995 galten folgende Gebührensätze für Arznei- und Verbandsmittel, die abhängig von der Packungsgröße sind:

- Für eine kleine Packung werden drei Mark fällig.
- Für eine mittlere Packung muß der Patient fünf Mark bezahlen.
- Für eine große Packung gilt ein Gebührensatz von sieben Mark.

Bei anderen Heilmitteln wie Bäder und Massagen, aber auch bei Krankengymnastik gilt eine prozentuale Selbstbeteiligung. Der Versicherte muß zehn Prozent der Kosten selbst tragen. Für Pflegehilfsmittel sind im Rahmen der gesetzlichen Pflegeversicherung ebenfalls zehn Prozent der Kosten selbst zu entrichten, höchstens jedoch 50 Mark.

Auch bei Krankenhausaufenthalten müssen Sie in die Tasche greifen. Am Tag werden zwölf Mark Selbstbeteiligung fällig, jedoch längstens für 14 Tage pro Jahr.

Die Dialysebehandlung an sich wird jedoch voll von den Krankenkassen getragen.

**Auch als Dialysepatient müssen Sie für Medikamente und Heilbehandlungen eine Zuzahlung leisten, es sei denn, Sie haben nur ein geringes Einkommen. Dann können Sie sich von der Zuzahlungspflicht befreien lassen.**

# Anhang

Im Anhang finden Sie einige wichtige Begriffserklärungen, die vor allem die Kommunikation zwischen Ihnen und Ihrem Arzt verbessern sollen. Sie entdecken hier außerdem die Adressen von Interessenverbänden für Dialysepatienten, wenn Sie eine Anlaufstelle für Ihre weiteren Fragen suchen. Auch wenn Sie die Kontaktaufnahme zu anderen Dialysepatienten wünschen, helfen Ihnen diese Adressen sicherlich weiter. Schließlich soll Ihnen das Stichwortregister das Auffinden von Begriffen im Buch erleichtern.

# Was bedeutet was?

**Abszeß:** Eiteransammlung in einer vom Organismus nicht angelegten Gewebshöhle, wird meist durch Bakterien hervorgerufen.

**Adrenalin:** Vom Nebennierenmark gebildetes Hormon, das Blutdruck und Pulsschlag erhöht.

**Albuminurie:** Ausscheidung von Eiweiß mit dem Urin.

**Aldosteron:** Hormon, das von der Nebenniere gebildet wird und die Salz- und Wasserausscheidung durch die Nieren reguliert.

**Allergie:** Überempfindlichkeit des Körpers gegen bestimmte Substanzen. Zu diesen Stoffen, die Körperreaktionen wie Hautrötungen und im schlimmsten Fall einen Schockzustand auslösen, gehören unter anderem Medikamente.

**Analgetika:** Schmerzmittel.

**Anämie:** Blutarmut; krankhafter Mangel an rotem Blutfarbstoff und an roten Blutkörperchen.

**Angiographie:** Röntgentechnische Darstellung der Blutgefäße nach Einspritzung von Kontrastmittel in die Vene oder Arterie.

**Angiotensin:** Blutdrucksteigernder, vom Körper produzierter Stoff.

**Antibiotikum:** Medikament, das Bakterien abtötet und ihre Vermehrung verhindert.

**Anurie:** Fehlende Urinproduktion beziehungsweise Absinken der täglichen Harnmenge unter 100 Milliliter.

**Aorta:** Hauptschlagader des Körpers, von der die meisten anderen Arterien abzweigen.

**Arterien:** Blutgefäße, die sauerstoffreiches Blut vom Herzen zu den anderen Körperteilen hinleiten.

**Azidose:** Übersäuerung des Blutes; hierbei verschiebt sich der pH-Wert des Blutes.

**Azotämie:** Erhöhung stickstoffhaltiger Stoffwechselendprodukte wie Kreatinin und Harnsäure im Blut infolge einer Minderausscheidung harnpflichtiger Substanzen.

**Bakteriurie:** Ausscheidung von Krankheitserregern mit dem Urin.

**Chemotherapie:** Behandlung von Infektionen und Krebserkrankungen mit chemischen Mitteln. In der Krebstherapie werden sogenannte Zellgifte eingesetzt.

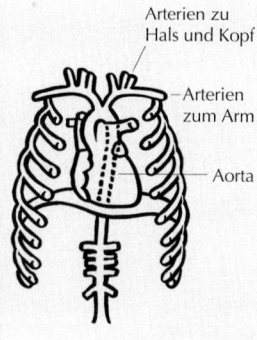

Arterien zu Hals und Kopf
Arterien zum Arm
Aorta

*Aorta*

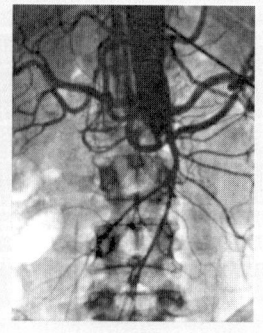

*Angiographie*

**Clearance:** Blutmenge, die pro Minute beim Durchfluß durch die Nieren von Harnstoff oder anderen harnpflichtigen Substanzen gereinigt wird. Der hierbei ermittelte Clearance- oder Klärwert bestimmt die Ausscheidungsfähigkeit der Nieren.

**Computertomographie:** Röntgenuntersuchung, die eine Darstellung von Geweben und Organen auf dem Bildschirm ermöglicht.

**Diabetische Nephropathie:** Krankhafte Veränderung der Niere, ausgelöst durch die Zuckerkrankheit.

**Dialyse:** Blutwäsche; Trennung löslicher Teilchen durch halbdurchlässige Membranen; dieser Mechanismus wird bei der künstlichen Niere angewandt.

**Diuretika:** Mittel, die die Harnproduktion steigern und zur Ausschwemmung von Wassereinlagerungen im Körper beitragen.

**Divertikel:** Ausstülpungen der Wände von Hohlorganen, die sich entzünden und im schlimmsten Fall aufplatzen können.

**Dysurie:** Beschwerden beim Wasserlassen.

**Erythropoetin:** Hormon, das von der Niere hergestellt wird und den Aufbau der roten Blutkörperchen fördert.

**ESWL; Extrakorporale Stoßwellenlithotripsie:** Berührungsfreie Zertrümmerung von Nierensteinen.

**Fistel:** Angeborener, erworbener oder auch künstlich angelegter röhrenförmiger Gang zwischen Körperoberfläche und einer Körperhöhle.

**Geschwulst:** Sammelbezeichnung für jede Verdickung und krankhafte Vermehrung von Körpergewebe.

**Glomerulonephritis:** Entzündung der Nierenkörperchen, bei der die Filtration der harnpflichtigen Substanzen behindert wird.

**Glomerulum:** Aus einem Blutgefäßknäuel und einer umschließenden Kapsel, der Bowman-Kapsel, gebildetes Nierenkörperchen.

**Hämaturie:** Blutausscheidung mit dem Urin.

**Harnsediment:** Bodensatz von zentrifugiertem Urin, der mikroskopisch untersucht wird.

**Heparin:** Medikament zur Verzögerung der Blutgerinnung.

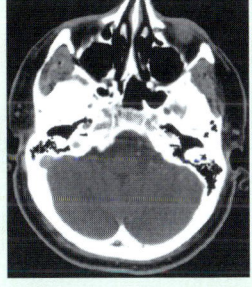

*Computertomogramm*

**Hydronephrose:** Wassersackniere, bei der das Nierenbekken geweitet und Nierengewebe abgestorben ist.

**Hypoplasie:** Organ, das bei der Geburt nur verkümmert angelegt ist.

**Inkontinenz:** Unfähigkeit, den Urin in der Harnblase zu halten.

**Karzinom:** Bösartige Geschwulst; Krebs.

**Kimmelstiel-Wilson-Syndrom:** Diabetische Nierenerkrankung, bei der vorwiegend die Glomeruli betroffen sind.

**Kolik:** Starke, in Wellen wiederkehrende Schmerzen, die durch Dehnung und Zusammtenziehung des Gewebes bedingt werden; zum Beispiel tritt bei einer Nierenkolik eine Dehnung durch einen Nierenstein ein.

**Kreatinin:** Abbauprodukt des Muskelstoffwechsels.

**Makrohämaturie:** Blut, das bei der Ausscheidung von Urin sichtbar ist.

**Mikrohämaturie:** Blut, das mit dem Harn ausgeschieden wird, aber nur mit dem Mikroskop zu erkennen ist.

**Miktion:** Wasserlassen.

**Nephrektomie:** Operative Entfernung einer Niere.

**Nephritis:** Entzündung der Niere; meist sind die Nierenkörperchen betroffen.

**Nephrolithiasis:** Nierensteinleiden.

**Nephrologe:** Facharzt für Nierenerkrankungen.

**Nephron:** Kleinste Funktionseinheit der Niere, bestehend aus Nierenkörperchen und Harnkanälchensystem.

**Naphropathie:** Nierenerkrankung.

**Nephroptose:** Auch Senk- oder Wanderniere; ungewöhnlich starkes Herabsinken einer Niere beim Stehen; muß meistens nicht behandelt werden.

**Nephrosklerose:** Nierenerkrankung, bei der sich die Blutgefäße der Niere verhärten und verengen und Bluthochdruck entsteht.

**Nierenhilus:** Nierenwurzel; Einkerbung der Niere, an der Blut- und Lymphgefäße sowie die Nerven ein- und austreten.

**Nykturie:** Häufiges Wasserlassen in der Nacht.

**Oligurie:** Verminderung der täglichen Harnausscheidung unter 400 Milliliter.

**Papille:** Öffnung der Nierenpyramide in das Nierenbekken, in der die Harnkanälchen münden.

**Papillom:** Gutartige Geschwulst, die auch als Zottengeschwulst bezeichnet wird.

**Perinephritis:** Entzündung des Gewebes, das die Niere umgibt.

**Peritoneum:** Bauchfell, das sämtliche Baucheingeweide umhüllt.

**Peritonitis:** Bauchfellentzundung.

**pH-Wert:** Maß für die Säure- oder Laugenkonzentration einer Flüssigkeit.

**Pollakisurie:** Häufiger Harndrang.

**Proteinurie** Eiweißausscheidung mit dem Urin.

**Pyelonephritis:** Entzündung des Nierenbeckens und des Nierengewebes.

**Pyeloskopie:** Spiegelung des Nierenbeckens.

**Reflux:** Rückfluß von Harn aus der Blase in den Harnleiter oder sogar bis ins Nierenbecken.

**Renal:** Durch die Niere bedingt

**Renin:** Hormon, das für die Durchblutung der Niere zuständig ist und den Blutdruck beeinflußt.

**Shunt:** Gefäßchirurgisch angelegte Verbindung zwischen Arterie und Vene zur Vermehrung der Blutfüllung in der Vene.

**Tubulus:** Harnkanälchen.

**Tumor:** Geschwulst, die sowohl gut- oder bösartig sein kann.

**Ultraschall:** Untersuchungsverfahren, bei dem Ultraschallwellen in den Körper gesandt und auf einem Bildschirm die Dichteunterschiede der untersuchten Organe sichtbar gemacht werden.

**Urämie:** Harnvergiftung; Bezeichnung für die Symptome beim schweren Nierenversagen.

**Ureter:** Harnleiter.

**Urethra:** Harnröhre.

**Zyste:** Hohlraum, der mit Flüssigkeit gefüllt ist.

**Zystitis:** Blasenentzündung.

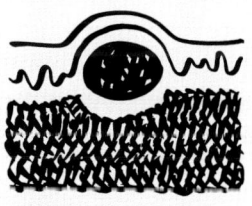

*Zyste*

# Wo finde ich weitere Hilfe?

Im folgenden einige Adressen von Interessenverbänden für Dialyse, Dialysepatienten und Nierentransplantierte, an die Sie sich wenden können, wenn Sie weitere Fragen zum Leben mit der künstlichen Niere und zur Nierentransplantation haben. Die Abkürzung „IG" in der Anschrift bedeutet Interessengemeinschaft.

**Bundesverband Dialysepatienten Deutschlands e. V.**
Weberstraße 2
55130 Mainz
Tel: 0 61 31/8 51 52
Fax: 0 61 31/83 51 98

**Kuratorium für Dialyse und Nierentransplantation Hauptverwaltung**
Emil-von-Behring-Passage
63263 Neu-Isenburg
Tel: 0 61 02/35 90
Fax: 0 61 02/35 93 44

**Deutsche Dialysegesellschaft niedergelassener Ärzte e. V.**
Postfach 13 23 04
42050 Wuppertal
Tel: 02 02/44 56 50
Fax: 02 02/45 05 08

**Verband der Dialysepatienten Baden-Württemberg e. V.**
Rauchstraße 57
74076 Heilbronn
Tel: 0 71 31/17 95 91

**IG der Dialysepatienten und Nierentransplantierten in Bayern e. V.**
Randersackerer Straße 30
97072 Würzburg
Tel: 09 31/88 67 64
Fax: 09 31/7 63 69

**IG Dialyse und Transplantation Berlin e. V.**
Rüsternallee 39
12623 Berlin
Tel: 0 30/5 27 67 83

Dialysepatienten
Deutschlands Landesver-
band Brandenburg e. V.
Richard-Jänsch-Straße 6
15370 Fredersdorf
Tel: 03 34 39/8 02 59

IG der Dialysepatienten
und Nierentransplantier-
ten Bremen e. V.
Gersweiler Straße 11
28309 Bremen
Tel: 04 21/45 48 83

IG Künstliche Niere Ham-
burg e. V.
Heimchenweg 5
22523 Hamburg
Tel: 0 40/57 99 44

Dialysepatienten
Deutschlands e. V.
Landesverband Mecklen-
burg-Vorpommern
Wolgaster Straße 3
18109 Rostock
Tel: 03 81/7 69 70 33

IG Nierenkranker und
Dialysepatienten Nieder-
sachsen e. V.
Schulstraße 29
31073 Delligsen
Tel: 0 51 87/14 34

IG Künstliche Niere
Nordrhein-Westfalen e. V.
Postfach 100708
41407 Neuss
Tel: 0 21 31/3 03 17
Fax: 0 21 31/3 36 38

IG der Dialysepatienten
und Nierentransplantier-
ten Saar e. V.
Beim Weisenstein 6
66125 Saarbrücken-Dud-
weiler
Tel: 0 68 97/76 40 17

Dialyseverband Sachsen
Windmühlenweg 5A
04849 Bad Düben
Tel: 03 42 43/2 29 30

Interessenverband der
Dialysepatienten und
Nierentransplantierten
Sachsen-Anhalts
Lübecker Straße 22
39124 Magdeburg
Tel: 03 91/22 46 85

IG der Dialysepatienten
und Nierentransplantier-
ten in Schleswig-Holstein
e. V.
Ringstraße 13
24114 Kiel
Tel: 04 31/67 53 47

**IG der Dialysepatienten
und Nierentransplantier-
ten Thüringens e. V.**
Engelhardtstraße 7
99427 Weimar
Tel: 0 36 43/41 01 02

**Gesellschaft Nierentrans-
plantierter und Dialyse-
patienten Österreichs**
Neulerchenfelder Straße
10/I/3/17
A-1160 Wien
Tel: 01/4 08 38 18

**Verband der Nierenpa-
tienten der Schweiz
(VPNS)**
7, rue de Founex
CH-1291 Commugny
Tel: 0 22/7 76 11 13

# Sachregister